긍정 주문 Magic Word

나는 좋아진다.

나는 더 건강해진다.

나는 (   )

유방암, 잘 알지도 못하면서

초판 1쇄 발행 2022년 7월 1일

지은이	강진경
펴낸이	최선애
펴낸곳	북테이블
출판등록	제2020-000120호
주소	03939 서울시 마포구 월드컵북로27길 62
전화	02.303.3690
팩스	0504.343.8650
이메일	service@booktable.co.kr
홈페이지	www.booktable.co.kr

교정교열	임지영
디자인	디박스
일러스트	Adrianne Walujo(mixkit)
인쇄대행	공간코퍼레이션

[일러두기] 이 책은 개인의 경험을 엮은 책으로 병증에 대한 절대적인 원칙이 될 수 없습니다.
개인의 병증과 정확한 치료를 위해서는 의사의 상담과 진료가 필요합니다.

유방암, 잘 알지도 못하면서

서른여덟, 나를 지키며 내가 더 좋아졌습니다!

강진경 지음 | 박춘묵 감수

북테이블

임신부터 출산, 육아, 복직까지 쉴 틈 없이 달려오다 유방암을 진단 받고 잠시 삶의 쉼표를 찍게 된 제 이야기를 들려드리려고 합니다. 저는 2021년 4월, 갑작스레 유방암을 진단받고 지금은 치유와 육아에 힘 쓰고 있습니다.

하루아침에 젊은 유방암 환자가 되었지만 '다섯 살 아이의 엄마'이기에 꿋꿋하게 일상을 회복하고 삶을 이어가고 있습니다. 암을 겪어도 삶은 지속되니까요.

이 책은 암을 마주했을 때 느낀 감정, 병원 치료 기록, 암의 원인과 극복 방법 등에 대해 다루고 있습니다. 유방암에 대한 정보를 공유하고, 아픔을 공유하며 공감을 통해 마음을 치유했으면 하는 바람입니다. 특히 이제 막 유방암을 진단받아 절망 속에 있는 분에게 제 이야기가 도움이 되었으면 좋겠습니다.

하루에도 수많은 여성들이 유방암을 진단받습니다. 처음 유방암을 진단받은 환자들은 너무나 막막합니다. 저도 그 막막함을 이기고자 유방암을 진단받고 유방암 치료 방법을 안내한 책, 유방암 환자의 스토리를 담은 책들을 전부 사들였습니다.

하지만 치료법을 알려주는 책은 전문 의학 용어들이 낯설게 다가올 뿐, 공감이 되지 않았습니다. 어렵고 마음에 와닿지 않았습니다. 정보가 빼곡하게 담긴 백과사전을 바라보는 느낌이라고 할까요? 이것들을 다 따라 할 수 있을지 의문이 들고 자신이 없었습니다.

환자의 입장에서 직접 쓴 에세이는 자신의 개인적인 이야기를 더 비중 있게 다루어 유방암의 치료과정을 한눈에 보기는 어려웠습니다. 치료 중인 환자들은 당장 다음 진료가 무엇인지 궁금하고, 그때마다 어떤 준비를 해야 하는지 알고 싶습니다. 저에게는 현재 치료 진행 중인 환자의 눈으로 그려낸 유방암 일상 회복기가 필요했습니다.

이 책은 '유방암의 치료과정을 한눈에 보여주면서 마음까지 어루만져줄 책이 없을까?'라는 고민에서 시작되었습니다. 유용한 정보가 독자의 마음에 와닿으려면 일단 그들의 마음이 열려야 한다고 생각했습니다. 유방암 환자들에게 질병에 대한 정보를 주면서 마음에 위안을 줄 수 있기를, 글 쓰는 내내 고민했습니다.

그래서 저의 모든 진료과정을 시간 순서대로 담아 생생한 체험이 치료의 가이드가 될 수 있게 하였습니다. 암 환자로 진단받은 순간부터 암 경험자인 현재까지의 심리 변화를 담담히 그려내어 환자들의 마음을 위로하고자 했습니다. 혼란과 두려움, 시행착오 등을 고스란히 담은 저의 이야기가 환우분들에게 깊은 공감대 및 유대감을 형성하고 나아가 용기와 희망이 되었으면 좋겠습니다.

어린아이를 둔 워킹맘으로 종종거리며 살다가 하루아침에 30대 젊은 유방암 환자가 되었지만 좌절하지 않았던 것은 새로운 인생의 목표가 있었기 때문입니다. 유방암 경험자의 이야기를 쓰고, 그 글이 누군가에게 닿기를 꿈꾸었고, 마침내 그 꿈이 현실이 되었습니다. '암 환자여도 열정을 가질 수 있고, 평생 해보지 못한 새로운 일을 시작할 수 있고, 새로운 삶에 도전할 수 있다.'라는 메시지를 전하고 싶었습니다. 절망의 문턱에 다녀와 본 사람은 압니다. 삶이 얼마나 소중한지. 그러니 이 보석같이 찬란한 삶을 어둠 속에서 헛되이 보내지 않았으면 좋겠습니다.

책을 펴내며 혹시나 저의 극복기가 4기 암 환우분들께는 상처가 되지 않을까 조심스러웠습니다. 저는 항암제를 쓰지 않기에 저보다 더 고생하신 분들에 대한 배려가 부족하지 않은지 두려운 마음도 있었습니다. 또한 제가 호르몬 양성 타입이다 보니, 많은 내용이 호르몬 양성 타입의 환자에 맞추어져 있다는 것도 염려됩니다.

그러나 앞에서 밝혔듯이 이 책은 유방암을 처음 진단받고 감정의 소용돌이를 겪고 계신 분들에게 도움이 되고 싶다는 사명감에서 출발했습니다. 또 육체적, 정신적으로 지쳐 있는 환우분들에게 삶에 대한 애착과 제2의 삶에 대한 희망을 주고자 합니다. 부디 저의 진솔한 마음이 환우분들에게 닿아 암의 종류와 타입에 상관없이 유방암을 슬기롭게 이겨내고 삶의 의지를 되찾는 데 도움이 되기를 소망합니다.

많은 암 환자들은 "유방암? 그거 별거 아니야."라는 서툰 위로를 받고 마음에 상처를 받곤 합니다. 유방암은 결코 가볍게 보아서는 안 되며, 진단 이후의 삶은 반드시 이전과 달라져야 하는 병입니다. 이 책은 질병에 대한 정보를 제공하고 환우들의 마음을 위로하는 두 마리 토끼를 잡고자 했습니다. 아무쪼록 이 책이 유방암 환우들의 막막한 항해에 나침반이 되기를 바랍니다.

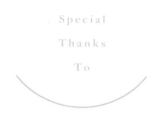

Special
Thanks
To

단단한 책이 나오도록 도와주신 '더맑은클리닉'의 박춘묵 원장님, 저를 믿어주신 북테이블 출판사 최선애 대표님, 책 쓰기의 멘토가 되어준 김희연 선생님.

긍정의 기운으로 이끌어준 6개월의 기적 카페, 늘 용기를 주고 격려해주는 핑크아미 언니들, 젊은 유방암 환우 모임 블레스유 친구들, 묵묵히 힘이 되어준 오뚜기방 식구들, 선한 영향력을 끼쳐주신 아미북스 조진희 대표님, 암 환우 독서 모임 아미리더스와 아미다해 회원분들.

힘든 순간마다 지탱해준 그린티 카페와 유이티 선생님들, 소은이를 사랑으로 돌봐주신 이경숙 선생님과 어린이집 선생님들, 늘 응원해주는 조리원 동기들과 임산부 합창단 동기들, 내 인생 리즈 시절을 함께한 이화핑클, 쓰리제이, 수은진, 대학 친구들, 소중한 브런치 독자분들과 소통하는 작가님들.

이 외에도 저를 위해 기도해주신 모든 분들 감사합니다.

주치의 교수님을 비롯하여 저를 치료해주신 의료진 분들, 치료에 전념할 수 있도록 휴직을 배려해주신 거붕그룹 백용기 회장님 및 학교 교직원 여러분께도 특별히 감사를 표합니다.

존경하고 사랑하는 양가 부모님, 걱정 끼쳐드려 죄송하고 사랑해요. 하나뿐인 언니와 응원해주시는 가족들 감사합니다. 나를 살아 있게 하는 원동력 내 딸 소은아, 엄마는 평생 네 곁에 있을 거야. 지금처럼 건강하고 행복하게 자라주렴. 마지막으로 나의 수호천사, 사랑하는 남편 양수호 씨. 당신이 있어 여기까지 올 수 있었어요. 할머니가 될 때까지 당신 옆에 있을게요. 사랑합니다.

당신에게 힘이 되어줄 친구입니다

암 진단 후 환자는 막막하고 당황스럽지만 누군가에게 조언을 구하기도, 도움을 요청하기도 쉽지 않다. 처음 접하는 외계어 같은 전문 의학 용어들은 물론, 가족들조차 힘이 되지 못하는 상황에서 나락으로 떨어지는 내 마음을 붙잡아줄 길라잡이가 되어줄 책이다. 내가 얼마나 아프고 힘들게 이 길을 겪어왔는지에 집중하지 않고, 유방암이란 진단을 받고 막막한 환자들이 표준치료가 끝나는 시간까지 궁금한 내용들을 족집게 과외처럼 하나하나 콕 찍어 이해하기 쉽게 알려준다.

강수연(유방암 경험자 단체 '핑크아이' 대표)

암을 진단받으면 남을 돕는다는 생각보다 나 자신만을 생각하게 된다. 그러나 강진경 님은 암 진단을 받고 갈림길에 서 있는 힘든 환우들에게 정보와 위안의 나침반으로 빠른 길을 알려주고 있다. 이 책은 우리가 삶의 지혜를 찾듯 암에서 앎을 찾는 지혜를 주고 있다.

조진희(암 환우를 위한 비영리단체 '아미다헤' 대표)

오늘도 청천벽력 같은 진단명에 눈물을 흘리고 있을 수많은 환우님들을 위한 따뜻한 안내서. 유방암 진단 후 두려움에 떨며 방황하는 이들에게 확실한 '신경안정제' 역할을 하기에 꼭 읽어봤으면 하는 책이고, 사랑하는 이가 유방암에 걸렸다면 건강식품 대신 선물하라고 권하고 싶은 책이다. 오만가지 정보에 불안해하지 말라. 이 또한 지나간다. 그리고 우리는 잘 살아낼 것이다.

이현서('6개월의 기적' 카페지기)

나와 비슷한 경험을 한 친구가 내 손을 잡고 따스하게 조곤조곤 말해 주는 다정한 안내서이다. 유방암의 치료 시기마다 따라오는 궁금증을 해결해줄 쏠쏠한 정보가 가득하다. 쉽게 답을 찾을 수 없는 다양한 고민 끝에 내린 작가의 선택과 그 선택의 이유를 알려주면서, 읽는 이 역시 자신에게 맞는 지혜로운 정답에 이를 수 있게 돕는 착한 책을 만나 반갑다.

홍유진(《웰컴 투 항암월드》 저자)

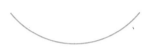

당신의 시선이 미래를 향해 있기를 바랍니다

우리는 때로 마주치기 싫은 현실에 직면할 때가 있습니다. 앞으로 어떤 일이 생길지 모른다는 이유로 불안감은 더 커지지요.

이 책은 유방암을 진단받고, 어찌할 줄 모르는 환우와 가족들이 인터넷을 뒤지며 공황에 빠져 있을 많은 시간을 줄여주는 착한 책입니다. 병원에서 일주일 뒤, 한 달 후에 오라고 할 때 무슨 검사를 할지, 결과는 언제 나올지, 내 스케줄을 어떻게 정리해야 할지 답답한 분들의 마음에 생긴 급한 불을 끌 수 있으리라 믿습니다.

대학병원에서 진행되는 프로토콜에 만족하는 분들도 있지만, 암을 생기게 한 지난 삶의 문제들을 기꺼이 바꿀 자세가 되어 있는 분들도 있습니다. 환자들을 상담하다 보면 영양제를 오용하는 경우도 있고,

중금속이 높게 나오는 분들도 있고, 건강 이상 신호가 여럿 있는 분들도 있습니다. 이러한 문제들은 대학병원의 표준치료만으로는 완전한 해결이 어려울 수 있습니다. 이 책은 표준치료 과정은 물론이고 음식과 영양제를 통한 보조요법, 기능의학 검사 및 치료 등 유방암 환자가 고민하는 다양한 치료 방법을 함께 제시하고 있습니다. 삶을 바꾸기로 용기를 냈다면 더 많은 길을 제시해줄 수 있으리라 생각합니다.

암 진단 후 여러 검사를 할 때마다 환자들은 여러 압박감을 느낄 것입니다. 그러나 그럴 때마다 긍정적인 마음을 갖는다면 더 나은 시간을 보낼 수 있으리라 확신합니다. 우리의 뇌는 부정적인 생각을 잘 인식하지 못합니다. 뇌한테 뭘 하지 말라고 할 수가 없습니다. 코끼리를 생각하지 말라고 하면 코끼리를 떠올리게 되죠. 뇌에게 하지 말라고 하면 오히려 강조하는 효과가 납니다. 그래서 긍정형으로 말과 생각을 바꾸는 것이 중요합니다. 아이들에게 '소파에서 먹지 말아라.'라고 하기보다 '식탁에서 먹어라.'라고 해야 하는 이유죠. 즉, 여러분이 하길 바라고 원하는 바를 말하는 것이 더 실제적인 효과가 있습니다.

여러분의 소중한 시간을 최악의 결과를 생각하는 데 보내지 마세요. 전 여러분이 행복한 시간을 더 많이 보내길 원합니다. 항상 더 나은 미래를 생각하세요. 여러분의 미래에 치유가 있고, 성공이 있고, 희망이 있습니다. 평안이 함께 하시길 바랍니다.

더맑은클리닉 원장 **박춘묵**

유방암, 잘 알지도 못하면서

38살, 유방암과 마주하다   1장

유방암 진단받던 날

"선생님, 잠깐 보건실로 좀 와보세요."

기초학력 사업으로 정신없이 바쁜데 보건 선생님이 걱정스러운 얼굴로 교무실에 있는 나를 불러내셨다. 오늘은 또 누가 아파서 보건실에 누워 있는 걸까. 짓궂은 남학생들이 장난치다 어디가 또 다친 건 아닐까. 자리에서 일어나 보건실로 향하며 무슨 일인지 물었다.

"무슨 일이세요, 선생님?"

"그게……, J가 크게 다쳤어요."

"네?"

보건실로 들어서자 J가 보였다. 하얀 피부에 선명하게 남은 핏자국을 보는 순간 눈물이 날 것 같았다. 10년의 교직 생활 동안 학생이 이렇게 다친 것은 처음 겪는 일이었다. 보건 선생님이 응급치료를 할 동안 나는 심호흡을 하고 어떻게 된 일인지 J와 이야기를 나누었다. 교무실로 돌아와 놀란 마음을 진정시킨 지 얼마 지나지 않아 책상 위 휴대폰이 울렸다. 휴대폰 액정에는 얼마 전 방문한 유방외과의 이름이 적혀 있었다.

'아참! 오늘 조직검사 결과 나오는 날이었지.'

아침부터 너무 정신이 없어 오늘 검사 결과가 나오는 걸 까맣게 잊고 있었다.

'맘모톰(진공보조흡인 유방생검술, 132쪽 참고)을 하자고 하겠지? 시간이 없는데 언제 하지. 방학 때 한다고 하면 될까?'

이런저런 생각이 머리를 스치며 전화를 받았는데 그 너머로 드라마에 나올 법한 말이 들렸다.

"강진경 님? 오늘 보호자와 같이 내원하실 수 있나요?"

"아, 제가 지금 직장에 있어서요. 전화로 말씀해주세요."

"안 됩니다. 보호자와 같이 와서 들으셔야 해요."

간호사는 단호했다.

"그냥, 말씀해주세요. 저 괜찮아요."

"전화로 말씀드리기 곤란하고요, 언제 오실 수 있나요? 보호자와 꼭 같이 오셔야 합니다."

싸늘한 기분이 들었다. 왜 군이 보호자와 같이 가야 하지? 그때 무슨 생각이 들었는지 나도 모르게 이렇게 묻고 말았다.

"혹시 암인가요?"

3초의 침묵. 무거운 공기가 수화기를 타고 전해졌다.

"네……. 보호자와 같이 오세요."

지금 생각해보면 어디서 그런 용기가 나왔는지 모르겠다. 교무실 한가운데에서 마치 '감기인가요?'라고 말하듯 내가 암에 걸렸는지 확인하는 용기라니. 전화를 끊고 자리에서 일어나 친한 동료 선생님에게 갔다.

"선생님, 저 암인 것 같아요."

그렇게 교무실 중앙 테이블에 앉아 나의 암 소식을 알렸다. 그리고 부장님과 교감선생님께 암인 것 같아서 조퇴를 해야 할 것 같다고 말씀드렸다. 스스로도 놀랄 만큼 침착하고 담담했다. 내가 이렇게 정신력이 강한 사람이었나. 교장선생님께 가서 현 상황을 말씀드리고 서둘러 조퇴했다.

"선생님, 괜찮아요? 어쩜 이렇게 담담해요?"

누군가 이렇게 물었고 나는 속으로 대답했다.

'학교에서 무너져 내릴 수는 없으니까요.'

평소 그렇게 눈물이 많던 내가, 눈물 한 방울 흘리지 않고 마치 남의 얘기를 하듯 덤덤하게 암 진단을 받아들이고 있었다. 혼자가 되어 집으로 향하는 차 안에서야 참았던 눈물이 솟구쳤다. 그러나 그것도 잠시, J의 부모님께 전화로 오늘 상황을 알려야 했다. 거우 울음을 참으며 학부모님과 상담 전화를 이어나갔다. 집 앞에서 남편과 만나 병원으로 가는 길에도 통화는 계속되었다. 결국 병원 앞에 도착해서도 차마 전화를 끊지 못해 예약 시간이 지나가고 있었다. 한참 만에 전화를 끊자 애처롭게 나를 바라보던 남편이 말했다.

"교사는 정말 힘들구나. 이런 상황에서도 학부모와 상담이라니."

나는 멋쩍게 웃어 보였다. 담임교사로서 내 역할을 끝까지 해야만 했다. 당장 내가 암에 걸려 어떻게 될지도 모르는데, 그걸 자각하고 슬퍼할 시간조차 쉽게 허락되지 않았다.

학부모와의 전화를 끊고 가장 먼저 네 살 딸아이의 얼굴이 떠올랐다. 그 애가 어른이 되는 것만이라도 보고 싶었다. 학창 시절을 엄마 없이 자라게 할 수는 없었다. 뒤이어 생각나는 남편의 얼굴. 아내 없이 살게 하고 싶지 않았다.

'꼭 나아야지.'

눈물을 삼키며 병원으로 들어갔다.

'난 울지 않을 거야.'

마주한 의사는 예상대로 내게 암을 선고했다.

"유방암입니다."

사실 그때 일이 지금도 잘 생각나지 않는다. 수술만 받으면 되는 거냐고 되물었던 기억만 어슴푸레 남아 있다.

"정밀검사를 해봐야 하지만 항암치료를 하실 수도 있어요."

"수술을 하고도 항암치료를 한다고요?"

수술로 암을 제거하면 모든 게 끝날 줄 알았는데 항암치료라니. 항암치료는 수술이 불가능한 경우에만 받는 줄 알았다. 머릿속이 하얘졌다. 난 정말 암에 대해 아무것도 몰랐다. 드라마나 영화에서나 보던 장면이 내 앞에 펼쳐지고 있었다.

의사에게 암 진단을 받고 나오는 길에 내 마음은 오히려 고요했다. 오늘을 내 인생의 터닝 포인트라고 생각했다. '그동안 나를 너무 혹사하며 살았구나. 바삐 살아온 내 삶의 시계를, 잠깐 멈추라는 하늘의 뜻이구나.'라고 생각하니 마음이 한결 편했다.

달라져야 한다.

삶을 송두리째 바꾸어야 한다.

그래야 암을 이길 수 있다.

오늘부터 시작이다.

"뭐 해? 소은이 발레 하는 모습, 눈에 담아놔야 하지 않아?"

남편의 말 한마디에 고요하던 내 마음의 어딘가가 무너져 내렸다. 암 진단을 받고 3일째 되는 날, 그동안 참아왔던 눈물이 한 번에 터지고 말았다. 나는 앞으로도 변함없이 소은이가 발레 하는 모습을 볼 건데 남편은 왜 저런 말을 할까.

우리는 토요일마다 소은이를 데리고 문화센터 발레 수업에 참석했다. 고작 네 번째 수업이었지만 소은이는 곧잘 발레 동작을 따라 하고 발레에 흥미가 있었다. 첫 주는 나 혼자, 둘째 주는 남편이, 그리고 지난주와 이번 주는 함께 수업에 참석했다. 그런데 남편이 핸드폰을 보고 있는 나에게 느닷없이 저런 말을 던진 것이다.

지금 생각해보면 그리 울 일도 아니었는데, 그 당시에는 얼마나

서러웠는지 모른다. 더 이상 발레 하는 소은이를 볼 수 없단 말 같아서 하염없이 눈물이 쏟아졌다. 흐르는 눈물 사이로 예쁜 핑크색 발레복을 입고 춤을 추는 딸아이가 보였다. 나는 화장실로 뛰어가 엉엉 울었다. 정말로 무서웠다. 나의 최대 약점은 소은이었다.

어쩌면 딸아이의 일상에 내가 함께하지 못할 수도, 눈에 넣어도 아프지 않을 내 아이가 커가는 걸 못 볼 수도 있겠구나 생각하니 견딜 수가 없이 슬펐다. 그 끔찍한 상상이 두려움이 되어 나를 잡아먹었다. 안 좋은 유방암의 예후들이 자꾸 떠오르고 불안은 걷잡을 수 없이 커져만 갔다. 집으로 돌아와 남편에게 말했다. 다시는 나에게 그런 식으로 말하지 말아 달라고. 그런 뜻이 아니었다고 사과하며 눈물을 글썽이는 남편을 보니 내가 또 미워졌다.

'그래, 남편이 그런 뜻으로 말한 건 아닌데. 그냥 당분간 병원 치료로 인해 같이 못 올 수 있으니 지금 잘 봐두란 걸 텐데.'

잘 알지만 다시는 이런 감정의 폭풍에 휘말리고 싶지 않았다. 죽을 수도 있는 병에 걸린 사람에게는 무심코 던진 말도 큰 상처가 될 수 있다. 나는 암에 걸린 사실을 부정한 적도 없고, 왜 하필 나냐고 좌절한 적도 없다. 처음부터 나의 발병을 묵묵히 받아들였는데, 엄마라는 이름이 모든 걸 흔들어 놓았다. 하지만 다짐했다. 오늘 내가 흘린 눈물이 처음이자 마지막이 될 거라고. 다시는 이렇게 슬프게 울지 않을 거라고.

'병원에서 병을 치료하고, 글로 내 마음을 치유하기!'

암 진단 4일째. 나는 글을 쓰겠다는 인생의 새로운 목표를 세웠다. 암을 치료하고 희망을 품으려면 이루어야 할 꿈이 있어야 했기 때문이다.

유방암의 완치율과 생존율이 높다지만 조사된 것이 5년, 길어야 10년뿐이란 게 마음에 들지 않았다. 통계청에서 제시하는 우리나라 평균 기대수명은 83.5세, 난 겨우 38세였다. 남들만큼 살려면 앞

◆ 한국유방암학회의 보고서에 따르면 전체 유방암 환자의 5년 생존율은 91.2%, 10년 생존율은 84.8%에 이를 정도로 높은 것으로 나타납니다. 그러나 이는 전체 생존율이며 몇 기인지로 살펴보면 기수가 높아질수록 생존율은 떨어진다.

으로 45년은 더 살아야 하는데 고작 5년, 10년이라니? 왜 20년, 30년, 40년 생존율은 없지? 그럼 10년 뒤에 나는 어떡하지? 생각이 꼬리를 물었다.

살아온 날보다 살아갈 날이 더 많이 남은 내게 10년 생존율을 말한다는 것 자체가 너무 가혹하게 느껴졌다. 살아남기 위해 단기 목표와 장기 목표를 세워야 했다. 당장 이루어야 할 목표가 있어야 견딜 수 있을 것 같았다. 그리고 5년 뒤 나의 모습, 10년 뒤 나의 모습, 몇십 년 뒤의 나의 모습을 구체적으로 그려보았다.

- 학교로 돌아가 학생들 가르치기
- 소은이의 엄마로서 평생 딸 옆에 있기
- 남편의 아내로서 남은 인생 사랑하기
- 부모님의 자녀로서 지금보다 더 효도하기
- 소중한 지인들과 만나기

이 모든 것들도 중요한 목표였지만 가정과 사회에서의 역할을 벗어나 오롯이 나 자신만을 위한 새로운 목표가 필요했다. 그 첫 번째가 글을 쓰고 기회가 된다면 책을 발간하는 것이었다. 나의 마음과 생각을 글로 적어내고 다른 사람과 소통하는 것은 교사가 되기 이전부터 마음 한편에 담아둔 소망이기도 했다.

그동안 국어교사로서 학생들에게 글은 자신을 표현하는 도구이며 우리는 말과 글을 통해 다른 사람과 소통하고 공감할 수 있다고 강조해왔다. 잠시 학교를 떠나 있는 동안, 학교 밖의 세계로 손을 내밀어보고 싶었다. 더 많은 사람들에게 내 이야기를 들려주면서 마음을 치유하고 싶었다. 왜 암에 걸렸는지 되짚어보고 앞으로의 인생은 어떻게 살아야 하는지 고민하며 글을 쓰는 과정이 내게는 또 다른 치유의 과정이 될 거라 믿었다.

지금까지의 삶을 잠시 멈추다

암을 진단받고 13일째 되는 날, 수술을 앞두고 마지막 출근을 했다. 암 진단 후 2주도 채 되지 않은 사이 정신없이 일을 마무리하고 마지막으로 남은 건 아이들과 헤어지는 일. 학기 중에 이런 식으로 갑자기 이별을 해본 적이 없기에 어떻게 말을 꺼내야 하나 한참을 망설이고 고민했다.

5교시, 드디어 우리 반 국어시간이 되었다. 코로나 때문에 소풍이며 수련회며 아무것도 가지 못한 탓에 그 흔한 단체 사진 한 장이 없었다. 이 아이들이 두고두고 보고 싶을 것 같아 자연스럽게 사진 찍기를 유도했다. 모둠별로 베스트 포토 상을 뽑겠다고 간식 상품을 걸고, 즉흥적으로 연출 사진도 찍고 단체 사진도 찍었다.

다양한 포즈, 각기 다른 기발한 아이디어가 쏟아졌다. 교실에

웃음소리가 가득했다. 즐거워하고 재밌어하는 아이들을 보며 그동안 더 많은 추억을 만들지 못한 게 못내 아쉬웠다. 공부도 잘하고 놀기도 잘하고, 유난히 예뻤던 우리 반.

남학생들은 웃긴 포즈를 취하며 장난치기 여념이 없고 여학생들은 그새 칠판에 커다란 하트를 그리며 '선생님 사랑해요.'라고 또박또박 글자를 적었다. 이 모습을 보고 있노라니 결국 울컥 눈물이 났다. 함께 있는 동안 더 잘해줄걸, 더 많이 사랑해줄걸.

신나게 사진을 찍고 시끌벅적한 아이들을 자리에 앉혔다. 더 이상 미룰 수 없는 시간이 찾아왔다. 수업 종료 5분 전.

"얘들아, 선생님이 너희들에게 할 말이 있어."

차마 담임선생님이 암에 걸렸다는 말이 나오지 않았다. 어떻게 말을 해야 아이들에게 충격이 가지 않을까? 나는 몸이 조금 아파서 당분간 학교에 나오지 못한다고 애써 웃으며 담담하게 말을 이었다. 그리고 새로운 담임선생님과 잘 지내기를, 선생님들 말씀 잘 듣고 공부 열심히 하고, 지금까지 잘해온 것처럼 내가 없어도 잘해 달라고, 진심을 담아 마음을 전했다.

그러자 최근 가장 속을 썩이던 한 녀석이 훌쩍훌쩍 울기 시작했다. 감정은 빠르게 전염이 되어 여학생들의 흐느낌에 나도 눈물이 쏟아져 말을 이을 수가 없었다. 수업이 끝나는 종이 울리고, 서둘러 아이들을 다음 교실로 보냈다.

쉬는 시간, 내가 학교를 그만둔다는 소식을 듣고 옆 반 반장 아이가 교무실 앞으로 나를 찾아왔다.

"선생님 정말 가시는 거예요?"

차마 암에 걸려서 더 이상 너희를 가르칠 수 없다는 말을 할 수가 없어서, 수업 말미에 "선생님이 사정이 있어서 당분간 다른 선생님이 오실 거야." 정도로만 얘기를 해두었다. 그런데 어디선가 내가 아프다는 소식을 듣고, 믿을 수가 없다며 직접 찾아온 것이었다. 반 아이들도 믿지 못하고 있으니 종례 때 교실에 들어와서 마지막 인사를 꼭 해달란다. 반장이 대표로 그 말을 하러 왔는데, 가슴이 아려왔다. 제대로 이별을 마주할 용기가 없었던 나에게 먼저 손을 내밀어준 아이들.

옆 반 교실에 들어서는데 눈물이 날까봐 일부러 더 씩씩하게, 아무 일도 아닌 것처럼, 아이들과 눈을 마주치고 작별 인사를 했다.

"선생님! 꼭 건강하게 돌아오셔야 해요."

"그래, 우리 모두 건강한 모습으로 다시 만나자!"

교실을 걸어 나오는데 아이들이 힘껏 박수를 쳐주었다. 지금 이 아이들과 다시 만날 수 있을까? 내년에는 치료가 끝나고 모두 제자리로 돌아올 수 있을까?

잠깐 이런 생각들이 머릿속을 스쳤고 더 생각할 겨를도 없이 우리 반의 마지막 종례 시간이 되었다. 교실 문을 열자 칠판 가득히 응원과 사랑의 메시지가 적혀 있었다. 학교에서만 느낄 수 있는 아이들 특유의 유쾌함과 발랄함, 아기자기함이었다. 생각지도 못한 아이들의 정성에 결국 울고 말았다. 육아와 업무에 치여 잠시 잊고 지냈던 교사로서 느껴보는 따뜻한 감정들.

정말 마지막이 다가왔다. 작별인사를 나누고 우리 반 교실에서 다 같이 단체 사진을 찍었다.

예쁘고 멋진 2학년 1반!

두고 가기에는 너무나 아쉬운, 눈에 밟히는, 그만큼 예쁘고 착하고 보석처럼 반짝이는 소중한 별들. 짧지만 너희들과 함께한 시간 정말 행복했단다! 우리 건강한 모습으로 다시 만나자. 안녕!

유방암 환자에게
어떤 위로가 필요할까?

암밍아웃, 암과 커밍아웃의 합성어로 암 경험자임을 주변에 알리는 일을 말한다. 나는 진단받은 날 직장에 바로 암 소식을 알렸다. 아픈 건 죄가 아닌데 딱히 숨길 이유도 없었고 숨긴다고 될 일도 아니지 않은가. 가족들이 걱정할까봐, 주변에 피해를 줄까봐 자신이 암 환자인 걸 주변에 밝히길 꺼리는 사람들도 있겠지만 나는 굳이 그럴 필요는 없다고 생각한다. 도움이 필요할 때 주변의 도움을 받는 일은 전혀 부끄러운 일도, 자존심 상할 일도 아니다.

수술 병원을 알아보면서 최근 연락이 뜸했던 지인들에게까지 굳이 내 소식을 전했다. 조금이라도 더 많은 정보를 얻고, 한 번이라도 더 위로받기 위해서였다. 한 사람의 기도보다 많은 사람의 기도가 더 낫지 않을까 하는 마음도 있었다. 연락이 닿은 이들은 깊이의 차이는 있을지언정 모두 나의 회복과 쾌유를 빌어주었다.

그리고 생각보다 많은 사람들이 암을 앓고 있었다. 친구의 어머니, 친구의 시누이, 동료 선생님의 올케, 시아버님의 지인, 친구의 사촌언니, 큰집의 작은 숙모. 알고 보니 누구도 암에 걸렸다더라. 이런 얘기가 끊이지 않았다. 아는 사람의 한 다리를 건너면 암 환자인 셈이었다. 세상에 이렇게 암 환자가 많다니.

암밍아웃을 하고 나면 으레 돌아오는 질문은 "얼마나 된 거래? 초기인 거지?"였다. 2기라고 하면 "요새 유방암은 별것도 아니야. 수술하면 괜찮을 거야."라는 위로가 따라왔다. 사실 이 말이 유방암 환자들에게 적절한 위로는 아니다. 다른 암보다 유방암의 치료가 보편화되어 있고, 예후가 좋은 편이긴 하지만 세상에 별것 아닌 암이 어디 있을까?

사람들이 알고 있는 것과 달리 유방암은 전이와 재발이 잘 되는 암이다. 주로 뼈, 폐, 간, 뇌로 전이되며 한쪽 유방암 환자의 경우 반대쪽 유방에 암이 생길 확률도 평생 10~15% 정도이다. 유방암이 무서운 것은 이 때문이다. 그럼에도 불구하고 많은 사람들이 유방암은 한 번의 수술만으로 완치되는 쉬운 암으로 알고 있다. 유방암은 수술 자체는 비교적 간단하지만 모든 암이 그렇듯이 5년 후에도 10년 후에도 재발할 수 있기 때문에 관리가 무엇보다 중요한 병이다.

그렇다면 유방암에 걸린 이에게 어떻게 위로를 하면 좋을까? 가장 좋은 방법은 지금 상황을 공감해주고, 반드시 나을 것이라고 담담히 얘기해주는 것이다.

"많이 놀랐지?"

"나는 네가 반드시 건강하게 회복될 거라 믿어."

"너는 꼭 나을 거야."

"필요한 게 있음 말해."

"너를 위해 기도할게."

이러한 메시지가 '유방암 별것 아니야.'라는 말보다 훨씬 위로가 되었다. 암을 진단받기 몇 달 전, 지인의 가족이 갑자기 암으로 세상을 떠났다는 연락을 받고 장례식에 간 적이 있다. 젊은 나이에 세상을 떠난 가족분이 너무 안타깝고 황망했는데, 진단 후 자꾸만 그 일이 생각나 불안감에 휩싸이곤 했다.

죽음에 대한 공포, 그건 경험해보지 않은 사람은 모른다. 입 밖으로 내기도 무서워 생각조차 하고 싶지 않지만 언제든 재발, 전이될지 모른다는 두려움. 평정심을 잘 유지하다가도 문득문득 그 공포에 사로잡히면 일상생활을 영위하기가 힘들다.

물론 별거 아니라고 위로해주는 사람에게 유방암의 재발과 전이에 대해 애써 설명하진 않는다. 가족에게도 마찬가지였다. 특히 부모님께 나의 걱정을 전가시킬 이유도 없거니와 가뜩이나 걱정이 많은 분들께 근심을 더해드릴 이유는 없으니까. 격려와 응원의 마음만 감사히 받으면 된다.

암밍아웃 이후 많은 사람들이 도움을 주었다. 수술 병원을 알아봐 주고, 힘내라는 응원의 메시지를 보내주고, 잘 챙겨 먹으라고 보양식을 보내주기도 했다. 또래 아이를 키우는 지인은 나 대신 아이와 온종일 놀아주기도 했고 어떤 이들은 몸에 좋은 걸 챙겨 먹으라고 돈을 보내주기도 했다. 종교가 있는 사람들은 각자의 신에게 기도를 했고, 어떤 이는 나의 회복을 위해 내 얼굴도 모르는 분들에게 대신 기도를 부탁하기도 했다. 아프고 나서야 내가 이렇게 사랑받고 있고, 내 곁에 소중한 사람들이 있다는 걸 알았다.

지금도 이따금씩 안부를 물어봐주는 사람들이 힘이 된다. 혹시나 주변에 암 환자가 있다면, 자주 안부를 물어봐주면 좋겠다. 연락하기가 조심스럽다고? 주저하지 말고 연락해봐라. 당신의 따뜻한 말 한마디가 아픈 이에게는 큰 위로와 용기가 될 수 있다.

암밍아웃을 망설이고 있는 환우분이 이 글을 읽는다면 다른 사람들이 무심코 던진 말에 상처받지 않았으면 한다. 주변의 시선이 불편해서, 주변 사람들의 동정이 싫어서 치료가 끝날 때까지 자신이 암 환자임을 밝히지 못하는 경우가 생각보다 많다.

하지만 암 환자에게 가장 중요한 것은 내 옆에 누군가가 있고, 그들이 나를 응원하고 있다는 든든한 마음가짐이다. 때론 가족조차 나의 마음을 공감하지 못할 수 있다. 본인이 경험하지 않으면 알 수 없는 것은 당연한 일이다. 그러니 노여워하지 말자. 중요한 것은 "유방암 별거 아니야."라고 말하는 그 사람조차 위로의 방식이 서툰 것일 뿐 당신이 낫길 바라는 마음은 진심이니까.

당신은 그 마음만 고맙게 받으면 된다.

알아두세요

1 "유방암, 별거 아니야."라는 말은 조심해주세요. 유방암은 쉬운 암이라는 말은 환자에게 상처가 될 수 있어요.

2 암밍아웃을 고민하고 계시다면 하는 것을 추천해요. '혼자'보다는 '함께'라는 것은 생각보다 큰 힘이 됩니다. 물론 밝히는 게 싫으신 분은 마음 가는 대로 하는 게 좋아요.

암 환자의 대부분은 진단 직후 극심한 공포를 느낀다. 암에 걸리면 곧 죽을지도 모른다는 생각 때문이다. 어제까지만 해도 내 몸에 암이 있는 것도 몰랐는데 암에 걸렸다는 말을 듣는 순간 비극이 시작된다. 어제나 오늘이나 내 몸은 변함이 없는데 내 마음은 180도 달라진다. 몇 기인지, 암의 경중과는 관계없다. 문제는 이렇게 해서 받는 스트레스가 암 환자에게 치명적이라는 데 있다. 암을 유발하는 가장 큰 요인은 스트레스인데, 환자들은 암을 진단받은 순간부터 극한 스트레스 환경에 노출되는 것을 피할 수 없게 된다.

이것을 막기는 대단히 어렵다. 관건은 그 어둡고 캄캄한 터널을 최대한 빠르고 신속하게 통과해야 한다는 것이다. 그럼 어떻게 하면 터널에서 빠르게 벗어날 수 있을까?

"마음을 편안히 가지세요."라는 말은 소용없다. 나 역시 그랬다. 그러나 마음을 편안하게는 할 수 없더라도 멘탈이 붕괴되는 지경에 이르러서는 안 된다.

이를 위해 절대 하지 말아야 할 것이 있다. 바로 최악의 상황을 계속 생각하는 일이다. 인터넷이 발달하여 정보가 너무 많다는 것이 이럴 때는 불리하게 작용한다. 나 역시 진단받자마자 가장 먼저 포털 사이트에서 유방암을 검색하고 유방암 환우 카페에 가입을 했다. 카페에는 좋은 정보도 많지만 좋지 않은 예후도 많았고, 그걸 보는 순간 감정의 소용돌이에 휩싸였다.

부디 이 글을 읽는 분들은 그런 최악의 상황을 미리 걱정하지 않았으면 한다. 그 소수의 사람이 내가 될 수도 있는 것 아니냐고? 나 역시 당시에는 그렇게 생각했다. 1%의 확률도 나에게 일어나면 100%가 되는 것이니. 그러나 그것은 집 밖을 나서면 교통사고를 당할까 걱정하고, 비행기를 타면 비행기가 추락할까봐 걱정하는 것과 비슷하다고 말하고 싶다. 물론 경계하고 조심해야 하는 것은 맞지만 아직 일어나지 않은 일에 너무 매몰되면 정신적으로 걷잡을 수 없이 힘들기 때문이다.

그러므로 좋은 정보만 취사선택해야 한다. 부정적인 제목을 클릭하지 않아야 하며, 환자가 정신적으로 많이 약해진 상태라면 보호자인 남편이나 가족이 카페에 가입하여 정보를 선별하는 것도 방법이다. 사람은 긍정적인 감정보다 부정적인 감정이 더 오랫동안 마음에 남는다고 한다. 부정적인 정서가 마음에 잔류하는 것은 암 환자에게 득이 되지 않는다. 특히 낮에 본 부정적인 이야기의 잔상이 밤에 자기 전에 떠오르면 감정을 주체할 수 없게 된다. 전이나 재발, 죽음, 우울, 불안, 슬픔과 관련된 글은 의식적으로 피하고 식단과 운동, 영양제, 병원 선택과 같은 정보성 글 위주로 보길 권한다.

그리고 슬퍼하고 우울해할 겨를이 없음을 기억하자. 암 환자는 진단받는 즉시 자신의 생활 습관을 되돌아보아야 한다. 당장 식단을 바꾸고 운동을 시작해야 한다. 탄산음료, 인스턴트식품, 과자, 빵, 밀가루 음식, 튀김 등 암의 먹이로 최적인 음식을 즉시 끊고, 밖으로 나가 걸어야 한다. (식단과 운동에 대한 이야기는 4장에서 자세히 다루도록 하겠다.)

다음으로 꼭 해야 할 것은 수술 날짜를 최대한 빨리 잡는 것이다. 유방암은 수술을 하기 전까지 암 타입과 기수가 확정되지 않아 수술 전까지가 심리적으로 가장 힘든 시기이다. 자신의 치료 방향을 알 수 없고, 수술 때까지 병원에서 딱히 해줄 수 있는 것도 없다. 그러므로 수술을 최대한 빨리 하기를 조언한다. 심리적으로 힘든 시간을 최대한 줄여야 한다.

나는 진단 후 9일 만에 수술 날짜를 잡았고, 진단받고 19일 만에 수술했다. 이 정도면 수술 일정 진행이 무척 빠른 편이다. 주치의 선생님이 수술을 빨리 잡아주기로 소문난 분이었고, 운도 따랐다. 다른 병원에 가지 않고 처음 간 병원에서 모든 일정을 진행한 것이 수술이 빨랐던 결정적인 요인이라고 생각한다. 수술을 하는 교수님에 따라 수술까지 한 달, 길게는 두 달까지 기다리는 경우도 있다. 그러나 정말 멘탈이 강한 사람이 아니라면 그렇게까지 기다리는 것을 추천하고 싶지 않다. 물론 수술을 기다리는 두 달 사이에 전이가 이루어지거나 암의 기수가 달라지는 일은 거의 없다고 한다.(진단 6개월 뒤 수술을 하는 경우 예후가 더 좋지 않다는 연구 결과는 있었다.)

중요한 것은 진단을 받고 수술을 하기까지가 가장 지옥 같은 시간인데, 이 시간을 견뎌내기 어렵다는 데 있다. 몸에 암덩어리가 있다는 걸 인식한 순간 하루 만에 온몸에 암이 퍼질 것 같은 불길한 생각을 떨칠 수가 없다. 그러므로 특정 병원, 특정 의사를 고집하기보다는 수술이 빨리 되는 곳에서 치료를 진행하는 것을 권한다. 유방암은 치료가 보편적이고 수술 자체도 그렇게 어렵지 않기 때문이다.

나도 처음 진단을 받고 나서 여러 대학병원을 예약했고, 어디를 가야 할지 갈팡질팡하며 예약을 잡고 취소하고를 반복했다. 그런데 여러 병원에서 초진을 보게 되면 정밀검사도 병원마다 여러 번하게 될 수 있다. 병원에 따라 다른 병원에서 검사한 결과는 받아주지 않는 경우가 있기 때문이다. 또 처음 진단받은 유방외과에서 조직 검체 슬라이드를 받아 대학병원에 제출해야 하는데 돌려받는 데도 시간이 걸리기 때문에 여러모로 복잡하고 번거롭다.

검사 결과를 기다리면서 시간이 또 흐르게 되니 아주 특별한 상황이 아니라면 수술이 빨리 되는 병원을 한 군데 정하고 일단 치료를 시작하기를 추천한다. 대학병원을 예약할 때 암을 진단받았다고 하면 콜센터에서 일반 환자보다 예약을 빨리 잡아주며, 담당의사의 수술 일정을 물어보면 전화로도 미리 알 수 있으니 참고하길 바란다.

알아두세요

1　암에 걸려도 당장 큰일이 나진 않아요. 진단 직후 마음 관리가 더 중요합니다.

2　인터넷에서 부정적인 내용은 보지 말고 필요한 정보만 선택해서 보세요. 그럴 자신이 없으면 환자는 환우 카페에 망분하시 않는 것이 닛습니다. 환우 카페는 보호자 기입도 가능하니 가족이나 보호자가 가입하여 활동하기 바랍니다.

3　생활 습관을 돌아보고, 당장 식단과 운동 관리를 시작해야 합니다.

4　유방암 치료는 보편적인 치료가 정해져 있어 어디를 가든 치료는 같습니다. 수술 전이 심리적으로 가장 힘든 시기이니 되도록 수술이 빨리 되는 곳을 선택하는 것이 좋습니다.

유방암, 잘 알지도 못하면서

모든 것이 낯선 표준치료 6개월   2장

표준치료의 과정

암 진단 후 병원에서 진행되는 가장 일반적이고 기본적인 치료를 '표준치료'라고 한다. 표준치료는 보통 수술, 항암(항암 화학요법), 방사선치료를 말한다. 수십 년 동안 축적된 수많은 임상연구 중에서 암에 관련하여 엄선된 치료법으로, 전 세계 모든 의사가 선택해서 진행하는 병원의 표준치료이다. 암의 병기와 타입, 환자의 상태에 따라 치료의 순서와 종류는 달라질 수 있다. 의료기술의 발달로 표준치료를 통해 암을 극복하는 사례는 점차 증가하고 있다.

그러나 표준치료는 암세포를 줄이고 제거하기 위한 가장 강력한 방법이고, 정상세포에도 영향을 줘서 환자의 면역력과 체력이 저하될 수 있다.

1 | 수술(외과 담당)

외과적인 수술로 암 덩어리를 제거한다. 수술을 받고 난 후 재발을 막기 위해 또는 수술이 불가능한 경우, 다음의 두 치료를 진행한다. 두 치료는 모든 환자가 반드시 하는 것은 아니고, 환자의 상태에 따라 치료가 달라진다.

2 | 항암치료(종양내과)

약물로 암 성장을 막거나 암세포를 죽이는 방법이다. 정맥주사 또는 먹는 약으로 투약한다. 암을 죽일 정도로 강한 약이다 보니, 우리 몸의 정상세포에도 손상을 입히게 된다. 헛구역질, 구토, 탈모, 면역력 저하 등이 대표적인 부작용이다.

3 | 방사선치료(진단 방사선과)

방사선을 이용해 암세포의 성장을 억제하거나 죽이는 치료이다. 방사선치료 역시 주변 정상세포까지 손상을 입혀 호르몬 불균형, 골수 기능 저하와 같은 부작용을 초래할 수 있다. 또한 가려움증이나 건조증, 심한 경우에는 화상 입은 것처럼 피부 세포 손상을 가져올 수 있다.

유방외과 첫 진료
중증환자가 되다

그렇게 어렵던 대학병원 예약이 암을 진단받았다고 하자 일사천리로 진행되었다. 한 달 전 동네 의원에서 조직검사를 권유받았을 때 미리 대학병원 여러 곳에도 진료를 잡아두었다. 동네 의원에서 조직검사를 하는 데 한 달이나 시간이 걸렸기 때문에 그사이 더 빨리 진료를 볼 수 있는 곳이 있으면 대학병원이라도 가야겠다는 생각에 걸어둔 예약이었다.

그러나 대학병원은 다들 대기가 얼마나 길던지, 한 달 이상이 소요되었고 결국 동네 의원에서 조직검사를 받았다. 조직검사 결과를 듣자마자 대학병원으로 전화를 걸었다. "예약 환자인데 암을 진단받았다."라고 하자 감사하게도 모든 병원이 일정을 당겨주었다. 만약을 대비하여 예약을 취소하지 않은 것이 신의 한 수였다.

나는 예약해둔 덕분에 암 진단 바로 다음 날 대학병원 진료를
보았지만, 그러지 않은 경우에는 대학병원 초진까지 꽤 오랜 시간
이 걸릴 수 있다. 젊은 유방암 환자라면 병원에 따라 일반 환자보
다 빠르게 검사를 받을 수 있는 '패스트 트랙'이 있다. 패스트 트랙
은 병원마다 조건이 다를 수 있으니 가고자 하는 병원에 확인을 하
는 것이 좋다. 패스트 트랙으로 검사를 받을 경우 첫 진료 당일에
모든 검사를 할 수 있어 수술까지의 시간을 단축할 수 있다.

어떤 대학병원은 젊은 유방암 환자를 위한 센터를 별도로 운영하
기도 한다. 유방암센터 안에 '젊은 유방암 클리닉'을 두고 유방·내분
비외과, 산부인과, 정신건강의학과가 통합적으로 진료를 본다. 젊
은 유방암 환자에게 특화된 진료를 받을 수 있는 장점이 있다.

이렇게 '젊은' 환자를 특별히 구별하는 이유는 유방암 치료가 여
성호르몬이나 난소 기능에 영향을 주어 향후 난임 및 조기 폐경의
위험이 증가되기 때문이다. 또 국가에서 해주는 유방암 검진이 40세
이후다 보니, 40세 미만은 유방암 증상이 나타난 후에 병원을 찾는
일이 많고, 그런 경우는 암이 상당히 진행됐을 가능성이 높기 때문
이다. 특히 아직까지 치료 표적이 없는 삼중 음성 유방암(62쪽 참고)
과 암이 공격적으로 진행되는 허투 양성 유방암(62쪽 참고) 환자의
비율이 40세 미만의 환자에게 좀 더 높다고 한다. 그러다 보니 젊
은 유방암 환자는 치료가 잘되지 않거나 예후가 나쁘다는 인식이

널리 퍼져 있다.

그러나 젊은 유방암 환자라고 모두 예후가 나쁜 것은 아니다. 나이는 치료 결과에 크게 영향을 주지 않으며, 자신의 암 타입이 무엇인지가 중요하다.(암 타입에 대한 자세한 설명은 61쪽, 84쪽 참고) 따라서 젊은 나이에 유방암에 걸렸다고 해서 지레 겁먹을 필요는 없다.

하지만 나 역시 병을 진단받을 당시에는 이런 사실을 몰랐고, 하필이면 젊은 나이에 유방암 환자가 된 사실이 무척 두려웠다. '젊으면 암이 더 빨리 퍼진다더라. 암세포도 더 빨리 자란다더라.' 하는 막연한 생각 때문에 내가 젊은 환자라는 사실이 너무 불안했다.

그나마 다행인 것은 나는 암을 진단받고 대학병원 진료를 상당히 빨리 볼 수 있었다는 점이다. 혹시 암이 의심되는 상황이라면 의원에서 조직검사를 할 때 대학병원 진료를 예약해두는 것도 하나의 팁이 될 듯하다.

평일 오후인데도 병원은 사람들로 붐볐다. 아픈 사람이 이렇게나 많은 걸까. 내가 가야 할 곳은 '암센터' 안에 있는 유방외과였다. '암센터'라니 아직도 적응되지 않는다. 의사 선생님과의 면담은 아주 짧았다. 조직검사 결과 암이 발견되었으나 지금 알 수 있는 것은 아무것도 없고 정밀검사를 해야만 한다는 것.

한 가지 확실한 것은 나는 암 환자가 되었다는 사실이다.

병원에서는 수납할 때 '산정특례 중증'(266쪽 참고) 등록 서명을 하고 가라고 했다. 중증 등록이란 중증질환자와 희귀 중증 난치질환을 가진 사람의 의료비 본인부담금에 혜택을 주는 제도다. 중증 등록이 되면 5년 동안 등록된 암과 관련된 질환은 요양급여비용 총액의 5%만 부담하면 된다. 수납을 하고 영수증을 출력하니 환자 구분란에 '산정특례 중증'이란 단어가 눈에 들어왔다. 내가 중증 환자라는 것을 공식적으로 확인받은 셈이다.

그럼에도 불구하고 하루아침에 암 환자가 되는 걸 받아들이기는 사실 쉽지 않았다. 나는 어제와 똑같은 세상을 살고 있는데 어제와 전혀 다른 세상을 경험하는 일이었다. 진단 후 하루 동안 인터넷을 통해 꽤 많은 정보를 찾아보았다.

'호르몬 수용체, 호르몬 양성, 허투 음성, 허투 양성, Ki지수, 온코 검사, 브라카, 타목시펜⋯⋯.'

전혀 알지 못했던 낯선 단어들이 마음에 무겁게 돌을 던졌다. 평생 모르고 살았으면 좋았을 전혀 다른 세상에 발을 담그는 기분.

검사 일정이 빼곡하게 적힌 '진료 후 안내문'에는 내가 받아야 할 검사들이 줄줄이 적혀 있었다. 오늘 받고 갈 검사는 분자 유전

◆ 중증 등록 혜택으로 예전보다 암 치료의 부담이 많이 줄기는 했지만, 치료과정 중에 생각보다 비급여 항목이 많다. 때문에 치료비의 5%만 부담한다고 생각하지 말고 그 이상의 치료비를 예상하는 것이 현실적이다.

학, 생화학 유전학(대사 이상 질환), 소변검사, 혈액검사, 가슴 X-선검사, 심전도검사, 유방 MRI검사였다. 그리고 나흘 후에 면역조직 화학검사, 외과 병리학적 검사, 디지털 유방 단층촬영, 유방·액와 초음파, 뼈검사, 흉부 CT검사, 복부·골반 CT검사, 산부인과 진료가 잡혀 있었다. 면역조직 화학검사를 위해서는 처음 진단받은 병원에서 블록 1개 또는 면역용 비염색 슬라이드 8장을 반드시 가져와야 한다. 쉽게 말하면 조직검사를 하기 위해 떼어낸 조직을 본원(환자들은 자신이 수술받은 병원을 '본원'이라고 한다.)으로 가지고 와서 다시 정밀검사를 한다는 것이다.

나는 진료실을 나오면서 울지 않았다. 울기에는 시간이 너무 없었고, 알아봐야 할 것들은 너무 많았다. 흔히 병을 진단받고 나면 사람들은 다음의 심리 단계를 거친다고 한다. 처음에는 '내가 암에 걸렸을 리 없어. 아닐 거야.'라고 부정하고, 다음에는 '왜 하필 나야. 왜 내가 암에 걸린 거야.'라고 분노한다. 그 과정을 어느 정도 거치고 나면 '그런데 나는 왜 암에 걸린 걸까?' 의문을 가진다고 한다. 암이라는 병이 왜 발생했는지 의미를 부여하는 단계가 지나면, 그 의미가 무엇인지를 이해하려고 하는 해석 단계를 경험한다.

그리고 마지막으로 문제 해결 단계가 있다. 암과 싸우는 과정에서 환자가 주도권을 쥐고 행동하고 결정하려고 하는 단계라고 할 수 있다. 환자 본인이 직접 암과 그 치료에 대한 정보를 구하고, 치료에 적극적으로 참여하며, 치료의 부작용을 잘 극복해 나가는 것이 바로 마지막 단계이다.

나는 부정과 분노 단계는 가뿐히 건너뛰기로 했다. 암에 걸린 것은 기정사실이고, 운다고 달라질 것은 없었다. 나라에서 이렇게 중증환자 등록까지 해준 이상 번복될 소지도 없어 보였다. 왜 내가 암에 걸렸을까 의아하지도 않았다. 진단 전, 몸과 마음이 힘든 나날이 계속되었기에 '어쩌면 올 것이 왔구나.' 하는 심정이었다.

나는 빠르게 문제 해결 단계에 착수하기로 했다.

알아두세요

1 젊은 유방암 환자는 대학병원 예약 시 '패스트 트랙'이 되는 곳이 있으니 알아보세요.

2 진료비를 수납하기 전에 '산정특례 중증' 등록이 되었는지 확인하세요.

3 암을 진단받고 대학병원에 가면 분자 유전학, 생화학 유전학(대사 이상 질환), 소변검사, 혈액검사, 가슴 X-선검사, 심전도검사, 유방 MRI검사, 면역조직 화학검사, 외과 병리학적 검사, 디지털 유방 단층촬영, 유방·액와 초음파, 뼈검사, 흉부 CT검사, 복부·골반 CT검사를 받게 됩니다.

4 첫 진료 때 병원 스케줄에 따라 모든 검사가 가능할 수도 있으니 진료가 오전이라면 되도록 금식 상태로 가는 것이 좋습니다.(CT검사는 금식 필요)

대학병원에 두 번째 방문하는 날, 아침 9시 30분부터 오후 4시 30분까지 하루 종일 병원 검사가 예정되어 있었다. 최소 7시간을 병원에 있어야 하다니. 지난밤 12시부터 CT검사가 예약된 다음 날 아침 10시까지 아무것도 먹을 수 없는 게 조금 힘들었다.

처음 해보는 흉부와 복부·골반 CT검사가 진행되었다. 검사실로 들어가기 전에 조영제를 투입할 주삿바늘을 꼽고 호명하면 검사실로 들어간다. 커다란 기계 안에 들어가면 그때 비로소 조영제를 투여하는데 머리부터 발끝까지 따뜻한 물이 흐르는 낯선 체험을 하게 된다. 간혹 조영제 부작용이 있는 사람이 있다고 하여 걱정했는데 다행히 무사히 검사를 마칠 수 있었다.

다음으로 진행된 디지털 유방 단층촬영은 유방을 압축하여 찍는 검사여서 가슴이 작은 나는 매우 아프고 힘들었다. 없는 가슴을 모아서 쥐어짜는 것 같다고 해야 하나. 유방·액와(겨드랑이 밑) 초음파는 정밀 초음파라고 보면 된다. 그다음 핵의학과에서 진행된 뼈 검사는 주사 후 3시간 뒤에 다시 가서 머리부터 발끝까지 온몸의 뼈를 스캔했다. 유방암은 뼈 전이가 되기 쉽기 때문에 뼈로 전이되었는지를 보는 검사다.

마지막은 산부인과 진료였다. 가임기의 여성은 유방암 치료 전에 산부인과 진료를 본다. 가임력 보존 여부를 산부인과 의사와 상담하고 초음파를 통해 난소와 자궁의 이상 유무를 살펴본다. 산부인과 의사 선생님은 아이를 낳을 거면 수술 전에 난자를 채취하여 동결해두는 시험관 시술이 있다며 이에 대해 설명해주었다. 다음 외래 시까지 서류를 준비하면 난임 적용 30% 감면을 받을 수 있다고 했다. 암 치료가 본격적으로 시작되어 약을 먹으면 임신이 불가하고, 모든 치료가 끝나도 난소의 기능이 저하되기 때문에 아이를 가질 사람에게 마지막 선택권을 주는 셈이다.

간호사가 나팔관 검사, 난자 채취, 난자 동결, 호르몬 검사 등의 단어들을 설명했다. 유방외과에서 느꼈던 괴리감과 달리 너무나 익숙한 단어들이었다. 나는 아이를 시험관으로 힘들게 임신했기 때문이다. 소은이는 세 번의 과배란, 세 번의 인공수정과 세 번의 시험관 끝에 힘들게 얻은 아이였다.

잠시 고민에 빠졌다. 결혼 전에는 자식을 셋은 낳고 싶었다. 그러나 아이를 힘들게 임신하고, 출산 후 죽을 고비를 넘겼다. 타고난 성정이 예민한 아이를 키우기가 고되고 힘들어 둘째는 꿈도 못 꿨는데 이제 와서 둘째라니. 남편은 확고히 거절의 사인을 보냈지만 나는 조금의 미련이 남아 있었나 보다. 의학적으로 이제 다시는 아이를 낳기 어렵다는 사실에 직면하자 기분이 이상했다. 항호르몬치료가 끝난 후 임신은 가능하다지만 앞으로 최소 5년은 호르몬약을 복용해야 한다는데 그러면 내 나이 마흔셋. 결국 우리 부부는 난자 채취를 위한 과배란은 하지 않겠다고 결정했다.

내 인생에 둘째 아이는 없구나. 조금 서글프기도 하고, 동생이 없을 소은이에게 미안한 마음도 들었다. 그러나 가장 중요한 건 딸에게 건강한 엄마의 모습으로 돌아가는 것이기에, 더 이상 미련은 갖지 않기로 했다.

알아두세요

1 젊은 유방암 환우는 자녀 계획을 미리 하고 가면 도움이 됩니다.

2 가임력 보존을 위해 배아를 동결할 경우 난임을 적용받아 시술 비용의 30%가 감면됩니다.

3 과배란 유도와 난자 채취에 10일 정도 시간이 필요하며, 채취 후 바로 항암치료 시작이 가능합니다.

검사하고 일주일이 지난 후, 드디어 면역조직 화학검사 결과가
나왔다. 검사 결과를 기다리는 일주일이 모든 치료과정을 통틀어
심리적으로 가장 힘든 시기였다. 나의 유방암 타입을 알 수 없고,
그러기에 어떤 치료과정을 겪게 될지 모르는 암흑의 시간이기 때
문이다. 일주일의 시간 동안 환자는 오만가지 생각을 다 한다. 죽
음에 대해 가장 많이 생각하는 때이기도 하다.

드라마에서 보던 암 말기이면 어쩌나, 다른 곳으로 전이가 되
었으면 어쩌나, 혹시 공격적인 성향의 암 타입이면 어쩌나, 인터
넷 카페에서 본 가장 예후가 안 좋은 암이면 어쩌나? 걱정이 꼬리
에 꼬리를 물고 불안은 극도에 달했다. 밤에 자려고 누우면 눈물이
줄줄 흘렀다. 잠든 아이의 얼굴을 보며 하염없이 눈물이 흐르곤 했

다. 아이에게 엄마가 없어지는, 상상조차 하고 싶지 않은 일이 벌어질까 두려웠다. 숨죽여 울다가 마음을 다잡고 잠을 청하길 반복하며 하루가 1년 같았던 일주일이 지났다.

주치의 선생님은 대학병원 의사답게 환자에게 많은 시간을 할애하지 않았다. 친절하고 다정하지만 늘 바빠 보였다. 그의 가장 큰 장점은 아무렇지 않은 듯한 태도였다.

"수술하면 괜찮아요."

조직검사 결과 유방암 중에서도 예후가 좋은 타입이니 수술하면 된다고 아무렇지 않게 말했다. 감기에 걸렸는데 약 먹으면 괜찮아질 거라고 얘기하는 것 같은 그 아무렇지 않음이, 한편으로는 위안이 되었다. 유방암 중 가장 많은 비중을 차지하고, 비교적 보편적인 치료법이 존재하는 착한 타입의 암. 이 세상에 착한 암이 어디 있을까 싶다가도 그중 착한 암에 걸렸다는 소식에 가슴을 쓸어내렸다.(자세한 내용은 61쪽 참고)

이만하길 다행이었다. 감사하는 마음으로 수술 일정을 잡았다. 다행히도 열흘 뒤로 수술을 예약할 수 있었다. 내게 주어진 시간은 열흘. 나는 열흘 동안 마음의 준비를 하고, 직장을 정리해야 했다. 수술 후 결과에 따라 항암 여부가 결정되므로 앞으로의 거취에 대해 무엇도 확정할 수가 없었다. 산더미같이 쌓인 일과 우리 반 아이들이 머릿속을 스쳐 지나갔다.

영어인지 외계어인지 알 수 없는 조직검사 결과지를 병원에서
는 해석해주지 않기 때문에 환자 스스로 검색하고 알아내야 한다.
공부가 필요했다. 집에 돌아와 유방암 서적을 읽고 또 읽고, 유방
암 환우 카페인 네이버 카페 '유방암 이야기' 게시글을 정독했다.

결과 :

Estrogen receptor	: Positive (>95%, strong)
Progesterone receptor	: Positive (>95%, strong)
C-erbB2	: 0/3
Ki-67	: Positive in 10%

Summary: Invasive ductal carcinoma
with 1) ER: Positive
2) PR: Positive
3) HER-2: 0/3

| 수술 전 조직검사 결과지

유방암은 타입에 따라 치료 방법이 다르다. 그러나 병원에서 이를 자세하게 설명해주지 않기 때문에 환자가 적극적으로 알아보지 않으면 '왜 저 사람과 나는 같은 유방암인데 치료법이 다르지?' 하고 혼란에 빠지기 마련이다. 표준치료에 대한 서적을 보면 어렵게만 느껴지고 내용이 한눈에 들어오지도 않는다.

조직검사 결과지에서 우리가 주목해야 할 부분은 호르몬 수용체, HER-2(허투), Ki-67지수이다.

먼저 수술 전 조직검사 결과란의 Estrogen receptor(에스트로겐 수용체)와 Progesterone receptor(프로게스테론 수용체)를 확인하자. 여성호르몬은 유방을 발달시키고 자궁내막을 두껍게 만들어 월경 주기를 조절하는 에스트로겐, 난소에 있는 황체에서 분비되어 에스트로겐과 함께 월경 주기를 조절하는 프로게스테론이 있다.

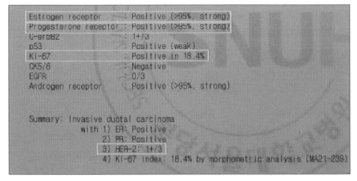

| 수술 후 조직검사 결과지

Positive는 양성, strong은 강하다는 것을 의미한다. 간단히 설명하면 호르몬 수용체 양성이란 유방암세포가 에스트로겐과 프로게스테론 수용체를 갖고 있다는 것을 의미한다.(둘 중 하나만 양성이어도 호르몬 수용체 양성이라고 말한다.) 즉 여성호르몬에 의해 증식이 촉진되는 암세포라는 뜻이다.

처음에는 여성호르몬 때문에 유방암에 걸린다는 사실이 굉장히 당혹스러웠다. 암이 호르몬을 먹고 자란다고? 스트레스가 암의 원인이라는 소리는 들어봤어도 호르몬이 암의 먹이라는 사실은 나를 큰 혼란에 빠트렸다.

그럼 더 이상 여성호르몬을 안 나오게 하면 되나? 그렇다. 호르몬의 작용을 막으면 결과적으로 암세포가 성장하지 못하므로 호르몬 양성 유방암 환자에게는 '호르몬 차단'이라는 강력한 치료법이 존재한다. 대표적인 약물이 '타목시펜'이며 폐경 후의 여성은 아로마타제 억제제를 복용하고, 환자에 따라 난소 억제 주사제인 '졸라덱스' 또는 '루프린'을 맞는다. 수술과 방사선치료가 끝나면 이러한 항호르몬치료를 5년에서 10년 시행하게 된다. 호르몬 수용체 양성 타입은 다른 타입에 비해 예후가 좋은 편이나 재발의 위험이 높아 장기간의 추적 관찰이 필요하다.

다음으로 HER-2[*]란 유방암세포의 대표적인 성장 인자 물질이다. 세포 분열을 조절하는 물질로 정상인 누구에게나 다 있으나 일부 유방암에서 HER-2 유전자가 지나치게 활성화해 암세포 분열이 빨라지는 현상이 일어나며 이렇게 유전자 변이가 있는 유방암을 'HER-2 양성'이라고 한다. 이 타입은 암세포가 빠르게 분열하는 만큼 암의 진행 속도가 빠르고 재발이나 사망 위험도 높다. 그러나 최근에는 다양한 표적치료 방법이 개발되고 정상세포의 손상을 최소화하는 '허셉틴'이라는 약물로 치료 효과가 높아지고 있다고 한다.

마지막으로 Ki-67지수란 암세포의 증식률을 뜻한다. 높을수록 세포 증식 속도가 빠르다. 쉽게 말해 Ki지수가 10%이면 암세포가 100개라고 가정했을 때 그중 10개가 세포분열을 열심히 하고 있다는 의미이다.

조직검사 결과는 수술 후 바뀔 수도 있는데 수술 후의 결과가 정확한 것이다. 그래서 수술 전에는 암 타입을 알려주지 않는 의사 선생님도 있다. 하지만 환자는 미리 관련 용어를 알아보고, 의사에게 적극적으로 물어볼 필요가 있다.

◆ Human Epidermal growth factor Receptor type2

나의 경우 에스트로겐, 프로게스테론 수용체를 지닌 호르몬 양성 타입으로 나의 암세포는 호르몬을 먹이로 자랐다고 보면 된다. HER-2는 수술 전에 0으로 나와서 당시에 호르몬 양성, HER-2 음성 타입으로 추정했다. 추정이라 하는 이유는 수술 후 정확한 조직검사에서 HER-2가 바뀌는 경우가 종종 있기 때문이다. 나 또한 수술 후 검사지를 보면 HER-2가 1로 올라가 있다. 마지막으로 수술 전 검사지의 Ki-67지수를 보면 10% 이내인 것을 알 수 있다. 주치의 선생님이 공격적인 암이 아니라 말한 것은 내 Ki-67지수가 비교적 낮았기 때문이다. 하지만 수술 후 결과지를 보면 18.4%로 올라갔다.(유방암의 경우 10% 미만이면 낮음, 10~20%는 경계, 20% 이상이면 높음으로 본다.)

유방암 분자 아형

	호르몬 수용체 양성		호르몬 수용체 음성
HER-2 음성	Ki-67지수 낮음	Ki-67지수 높음	⑤ 삼중 음성
	① 루미날 A	② 루미날 B	
HER-2 양성	③ 삼중 양성		④ HER-2 양성

※ ①②③④⑤의 순서로 예후가 좋다고 알려져 있다.

이러한 정보를 바탕으로 자신의 유방암 서브타입을 알 수 있는 데 이것을 유방암의 분자 아형이라 부른다. 분자 아형이란 유방암의 분자생물학적 유전자 발현에 따른 종류를 의미한다. 자신의 분자 아형을 이해하는 것이 유방암 치료의 시작이라 해도 과언이 아니다. 유방암에는 비교적 얌전한 것부터 증식이 활발한 것까지 여러 가지 타입이 있으며 재발 리스크도 각각 다르다. 각각의 타입에 따라 치료법도 달라진다.

유방암의 서브 타입은 호르몬 수용체 및 HER-2가 양성인가 음성인가, 암세포의 증식 능력이 높은가 낮은가에 따라 5가지의 서브타입으로 분류한다.

서브타입별 권장되는 치료 방향

서브타입		치료 방향
호르몬 양성 HER-2 음성	루미날 A타입	항호르몬치료 (림프절 전이가 많을 경우, 항암치료 필요)
	루미날 B타입	항호르몬치료 + 항암치료 (항호르몬치료만 하는 경우도 있음)
삼중 양성		항호르몬치료 + 항HER-2 치료(표적치료) + 항암치료
HER-2 양성		항HER-2 치료(표적치료) + 항암치료
삼중 음성		항암치료

암세포에 여성호르몬 수용체가 있는 호르몬 수용체 양성 유방암, HER-2수용체가 많은 허투 양성 유방암, 여성호르몬 수용체와 HER-2수용체 모두 지닌 삼중 양성 유방암, 여성호르몬 수용체와 HER-2수용체 모두 음성인 삼중 음성 유방암으로 나뉜다. 호르몬 수용체 양성 호르몬은 증식 능력이 높은가 낮은가에 따라 루미날 A타입과 루미날 B타입으로 다시 나뉘는데 그것은 Ki-67지수를 보고 판단한다. Ki-67지수가 낮으면 루미날 A타입, 높으면 루미날 B타입이다. 보통은 이렇게까지 구체적으로 언급하지는 않고 '호르몬 수용체 양성, 허투 음성 타입'이라 부른다.

알아두세요

1   카카오톡으로 '나비(나의 유방암 비서)'라는 채널을 친구 추가하면 유방암 조직검사 결과지를 무료로 해석해주는 서비스가 있으니 활용하세요.

2   조직검사 결과는 수술 후 바뀌는 경우도 있습니다. 수술 후 조직검사가 가장 정확합니다.

3   자신의 암 서브타입을 공부하고, 그에 맞게 맞춤형 관리를 하는 것이 중요합니다.

오후 1시까지 병원에 가서 입원 수속을 밟기 위해 전날부터 내내 짐을 싸느라 분주했다. 나의 입원 준비보다 더 힘들었던 건 소은이의 짐을 챙기는 일이었다. 입원해 있는 일주일간, 친정에 소은이를 맡기기로 했다. 아이가 태어나 처음으로 부모와 떨어져 지내는 거였다.

다행히 소은이는 "엄마, 병원 잘 다녀와."라고 쿨하게 인사를 했다. 울지도, 찡찡대지도 않고 나를 보내주었다. 참으로 고마운 일이었다. 암 진단을 받던 날, 친정아빠 회사에 코로나 확진자가 발생하여 밀접접촉자가 되어 자가 격리를 해야만 했다. 강제로 2주간 만나지 못하고 있다가, 암 진단을 받고 처음으로 이날 부모님의 얼굴을 뵈었다. 엄마는 당장이라도 울음을 터트릴 것 같은 얼굴이었다. 나마저 감정의 끈을 놓으면 엉엉 목놓아 울어버릴 것만 같아 서둘러 아이를 부모님께 맡기고 집을 빠져나왔다.

사고는 병원 주차장에서부터 시작되었다. 남편이 주차할 곳을 찾다 옆에 주차된 차의 범퍼를 긁었다. 수술을 앞두고 하필 이런 일이 발생할까. 사람의 일은 정말 한 치 앞을 내다볼 수가 없다. 암 수술을 앞두고 보험회사를 불러 사고 처리를 하고, 마무리를 짓고 병실로 돌아온 남편에게 위로의 말을 건넸다.

"많이 놀랐지? 우리 액땜했다고 생각하자."

문득 암도 예기치 못하게 찾아온 교통사고와 닮았다는 생각이 들었다. 대다수의 사람들은 마른하늘에 날벼락처럼 암을 진단받는다. 주변에 암 환자가 그리 많아도, 드라마와 영화 속에 수없이 등장하는 암 환자를 보면서도 그게 자신의 일이 될 거라고는 상상하지 않는다.

나도 마찬가지였다. 주변에 암 환자가 많은데도 그게 내 일이 되리라고는 생각해본 적이 없었다. 그러나 달리 생각하면 교통사고로 한순간에 목숨을 잃기보다는 암을 진단받고 병원에서 치료를 받고, 건강을 회복하는 편이 훨씬 낫지 않을까 하는 어설픈 자기 위로도 해봤다. '인생'이라는 길을 걷다가 '암'이라는 교통사고를 당하더라도, 오늘처럼 정신을 가다듬고 수습하면 된다.

그런데 사고는 여기서 끝이 아니었다. 나쁜 일은 왜 한꺼번에 일어나는 걸까. 우리 부부는 천주교 신자이다. 잠들기 전 내일 수술이 잘 되게 해달라고 아기 예수님상을 꺼내두고 기도를 드렸다. 기도를 마치고 성상을 옮기는 남편의 손이 미끄러지며 아기 예수님상이 바닥에 떨어져 두 동강이 나고 말았다. 이번에는 정말로 울고 싶었다. 아기 예수님 성상은 나에게 매우 특별한 존재였다. 난임 시술을 받던 시절, 성지순례를 다닐 때 신부님의 권유로 알게 된 아기 예수님이다. 아기 예수님의 성상을 집으로 가지고 와 매일같이 기도를 했고, 얼마 후 기적처럼 임신이 되었다.

'축성받은 성물이 파손되면 그 축복의 효력이 사라진다는데.'

불안한 마음이 슬그머니 고개를 들었다. 중요한 건 성물보다 거기에 내려진 하느님의 축복이고, 기도하는 우리의 마음이라는 걸 잘 알면서도 마음이 쉽사리 편해지지가 않았다. 남편 또한 얼마나 마음이 안 좋을까 생각이 들다가도, 중요한 시기에 실수를 반복하는 남편이 잠시 원망스러운 걸 어찌할까. 한편으로는 평소 실수가 없던 남편이 얼마나 정신이 없으면 이럴까 생각하니 마음이 애틋하고 측은해졌다.

환자도 힘들지만 옆에 있는 보호자는 내색도 하지 못하고 힘든 시기를 보냈겠지. 환자인 내가 느끼는 두려움과 또 다른 두려움을 느꼈을 것이다. 입 밖으로 말도 못 하고 혹여나 아내가 잘못될까 봐, 아이의 엄마가 잘못될까봐 속으로는 얼마나 무섭고 두려웠을까. 애써 마음을 추스르고 잠이 들기를 청했지만 쉽사리 잠이 오지 않았다. '수술을 무사히 마치면 이 또한 작은 해프닝으로 끝날 수 있겠지.'라고 생각하며 마음을 달랬다.

하지만 결국 밤 12시를 5분 남겨두고, 간호사에게 집에서 가져온 수면제를 먹어도 되는지 물었다. 12시부터는 금식이어서 약을 먹으려면 그 시간이 데드라인이었다. 간호사가 당직 의사 선생님께 연락하고 마침내 수면제를 먹어도 된다는 허락이 떨어졌다.

수술을 앞두고는 약 한 알도 마음대로 먹어서는 안 된다. 반드시 간호사와 상의 후 복용해야 한다.

수술을 앞두고 불안한 마음에 잠이 오지 않을 수 있으니 숙면을 위한 준비가 필요하다. 수면 유도 음악을 들을 수 있도록 이어폰을 준비한다거나, 주변의 소음을 막아주는 귀마개를 준비하는 것도 방법이다. 잠을 잘 자야 다음 날 좋은 컨디션으로 수술을 받을 수 있으니, 최상의 컨디션을 만들 수 있도록 노력하자.

알아두세요

1   수술 전날은 보호자도 환자도 예민합니다. 서로 말과 행동을 조심해야 합니다.

2   불안한 마음에 잠이 오지 않을 수 있으니 수면을 위한 자신만의 준비가 필요합니다.

수술하는 날
주사위는 던져졌다

수술실로 갈 때의 장면이 아직도 잊히지 않는다. 나는 두 발로 걸어가도 될 정도로 멀쩡한데, 병상 침대에 누워 수술실로 이동했다. 누워서 이동하니 더 환자 같은 기분이 들었다. 드라마랑 똑같았다. 수술실 입구에 도착해서는 보호자와 헤어져야 했다. 마지막으로 남편의 손을 꼭 붙잡고 말했다.

"나 잘하고 올게."

그렇게 인사를 나누고 수술실 문이 열리는데 눈물이 났다. 걱정이 가득한 남편의 얼굴. 다시 볼 수 있겠지? 못 깨어나는 건 아니겠지? 오만 가지 생각이 들었다. 환자복 하나만 입고 있으니 발도 시렵고 손도 시려웠다. 수술실 안은 왜 또 이리 추운지 온몸이 덜덜 떨렸다. 침대에 누워 천장을 바라보는데 영화에서처럼 하얀 형광 등이 휙휙 빠르게 지나갔다. 살면서 다시는 경험하고 싶지 않은 순간이었다.

수술실에 들어서자 커다란 시계가 눈앞에 있고, 수술대에 올라 간호사와 몇 마디를 나누었다. 주치의 선생님은 아직 보이지 않았다. 철저히 혼자가 된 느낌 속에서 간호사에게 선생님은 언제 오시느냐고 물었다.

"선생님 곧 오실 거예요."

그 뒤의 기억은 없다. 눈을 떴을 때는 이미 수술이 끝난 후였다. 회복실에서 대기하다 입원실로 옮기기 위해 나오는데 남편이 달려왔다. 시간이 얼마나 흐른 걸까? 부분 절제의 경우 실제 수술에 걸리는 시간은 한 시간 정도이고, 회복실에서 마취가 깨는 데는 30분에서 한 시간 정도가 걸린다. 걱정했던 것처럼 못 깨어나는 일 없이 두 시간 만에 남편과 다시 만날 수 있었다. 남편의 얼굴을 다시 보니 안심이 되었고, 그제야 모든 힘든 일이 끝난 기분이었다.

입원실로 돌아와 6인실에서 2인실로 병실을 옮겼다. 전날 밤 옆자리에 있던 할머니가 3초에 한 번씩 '아이고, 아이고'를 반복하는 바람에 잠을 이룰 수가 없었다. 수술 후에도 그 고생을 할 수 없어 병실을 옮겨달라 요청했고, 다행히 2인실의 창가 자리로 배정받았다.

창가에 누워 바깥 풍경을 바라보니 마음이 조금 편안해졌다. 아파트를 살 때도, 호텔 객실을 예약할 때도 사람들이 어째서 그토록

'뷰(view)'를 따지는지 이해가 되었다. 초록색 나무와 파란 하늘만 봐도 숨통이 트였다.

그런데 수술이 끝나고 세 시간이 지나자 내 입에서도 3초에 한 번씩 '아이고'가 나오기 시작했다. 지난밤 할머니도 이런 기분이었을까? 마취가 풀리면서 수술한 부위가 너무나 아파왔다. 진통제를 요청했지만 환자가 많다 보니 30분이 지나도록 오지 않았다. 그사이 통증이 얼마나 심하던지, 제왕절개 수술 후 배가 아팠던 것처럼 겨드랑이가 아프기 시작했다. 온몸에 식은땀이 줄줄 흐르던 그 30분이 얼마나 길게 느껴졌는지 모른다. 간호사가 와서 진통제를 놓아주자 곧 통증이 가라앉았다. 잊지 마시라. 진통제는 반드시 통증이 시작되자마자 맞아야 한다!

저녁이 되어서야 주치의 선생님을 만날 수 있었다. 수술은 잘되었고, 감시 림프절을 네 개 떼어냈는데 그중 한 개에서 전이가 발견되었다고 했다.

암세포가 제일 처음 만나게 되는 첫 림프절을 감시 림프절이라고 한다. 이 림프절의 전이 여부를 확인하면 남아 있는 다른 림프절의 전이 여부도 판단할 수 있다. 전이가 없었으면 제일 좋았겠지만 겨드랑이 림프절을 모두 제거하는 곽청술을 하지 않은 것에 감사해야 할 상황이었다. 감시 림프절 전이 결과에 따라서는 필요에 따라 곽청술을 시행한다.

수술 전 마지막 외래 진료 때 주치의 선생님은 항암치료 여부를 결정하기 위해 내게 유전자 발현 검사를 제안했다. 유전자 발현 검사란 항암치료 시행 여부를 결정하기 위해 유방암 환자의 유전자를 분석하여 5년 혹은 10년 후 재발 가능성과 항암치료 효과를 예측해보는 것을 말한다.

모든 유방암 환자가 이 검사를 할 수 있는 것은 아니라서 사실 이 검사를 할 수 있는 것만으로도 너무 감사했다. 검사 대상 조건은 병기가 1~2기, 림프절 전이가 없거나 미세전이, 호르몬 양성이고 Ki-67지수가 낮은 경우로 한정되어 있었다. 이 조건에 포함되는 환자들은 과연 항암치료가 환자한테 득이 될지 실이 될지 알 수 없기 때문이다.

재발 가능성이 높지 않으면 굳이 독한 항암치료를 할 이유가 없다. 또한 검사 결과 저위험군으로 나올 경우 항암치료를 하지 않아도 항암제를 쓴 것과 큰 차이가 없다고 한다. 따라서 유전자 발현 검사는 많은 유방암 환자가 항암의 고통으로부터 해방될 수 있는 매우 중요한 검사라고 할 수 있다.

유전자 발현 검사의 종류는 여러 가지가 있는데 수술 선에 주치의 선생님은 나에게 온코DX 검사와 온코프리(OncoFREE) 검사를 권했다. 온코DX 검사는 미국으로 조직을 보내서 검사를 실시하는데 가장 역사가 오래된 검사로 축적된 데이터가 많다는 것이 장점이다. 그러나 주로 폐경 이후 서양인을 위주로 하다 보니 젊은 유방암 환자가 많은 한국과는 조금 다른 양상을 보인다는 것이 단점으로 지적된다.

온코프리 검사는 최근 한국에서 개발된 제품으로 한국인의 특성을 반영했다는 것이 장점이다. 서울대병원 교수들이 공동 창업한 유전자 분석 기업인 '디시젠'에서 개발되었다. 폐경 전 50세 이전 환자의 데이터를 많이 활용하였고 비용도 온코DX 검사 대비 절반으로 경제적이지만 실비보험이 적용되지 않는 것이 단점으로 꼽힌다. (온코DX와 맘마프린트의 경우 실비보험 적용은 보험사와 보험 가입 시점에 따라 보상 여부가 달라지니 꼼꼼히 확인해보기 바란다.)

수술하는 날 아침까지도 나는 어떤 검사를 받을까 고민을 거듭했다. 그러나 수술 후 생각지도 못한 림프절 전이를 마주하며 선택의 여지없이 맘마프린트 검사를 받게 되었다. 맘마프린트 검사는 네덜란드 암연구소 '아젠디아'에서 개발한 검사로 온코 검사와 함께 가장 많이 쓰인다. 보통 림프절 전이가 없으면 온코DX, 림프절 전이가 있으면 맘마프린트 검사를 하게 된다. 이 외에도 엔도프레딕트, 진스웰 BCT 등의 검사가 같은 목적으로 시행되고 있다.

주사위는 던져졌다. 나의 유전자는 바다를 건너 네덜란드로 가서 검사를 받게 되었다. 결과가 나오는 데까지는 2주 이상이 소요된다. 기다림의 연속이었다. 그때까지는 방사선치료도 받을 수 없다. 만일 항암치료를 받게 되면 항암치료가 끝나야 방사선치료를 하기 때문이다. 내가 할 수 있는 일은 얼른 몸을 회복시키고, 항암치료를 하지 않도록 기도하는 일뿐이었다.

알아두세요

1 실비보험이 있다면 입원 시 보험 적용이 되는 2인실을 추천합니다. 2009년 8월 1일 이전에 가입한 실비는 전액을 보상받을 수 있고, 이후 가입한 보험의 경우 병실료의 90%를 보상받을 수 있습니다.

2 수술 후 통증이 느껴지면 참지 말고 바로 진통제를 놔달라고 요청하세요.

3 조건이 되는 분들은 유전자 발현 검사를 통해 항암치료 여부를 결정하기 바랍니다.

4 유전자 발현 검사는 고액의 비급여 검사입니다. 실비보험 가입 시점에 따라 보상 여부가 달라지니 자신의 보험을 확인해보세요. 2009년 8월 1일 이전 가입자라면 해외 검사 면책 조항이 없어 보상 가능성이 있습니다. 본인이 여기에 해당된다면 주치의와 상의하여 입원했을 때 검사를 의뢰하는 것이 좋습니다. 통원치료보다 입원치료 한도가 더 높게 책정되어 있기 때문입니다.

부분 절제 수술을 한 경우는 대부분 수술 다음 날 바로 퇴원을 한다. 암 수술을 했는데 고작 2박 3일 만에 퇴원해도 되는가 싶을 정도로 퇴원이 빠르다. (병원에 따라 3박 4일 입원하는 곳도 있다.) 전절제(전체 절제)를 하거나 전절제 후 복원수술까지 동시에 하는 경우는 입원 기간이 일주일에서 열흘 정도 더 길어진다.

그러나 부분 절제만 했을 때는 대부분 빨리 퇴원을 시키기 때문에 많은 환자들이 퇴원 후 집으로 가지 않고 요양병원으로 가서 입원한다. 수술 후에는 배액관을 단 상태로 있어야 하고, 배액관에서 날마다 피를 빼주어야 하는 관리가 필요하기 때문이다. (배액관이란 수술 부위에 관을 달아 피가 바깥으로 빠져나올 수 있게 만든 것을 말한다.)

나처럼 요양병원에 가지 못한 환자는 배액관을 달고 집에서 생활하는데 배액관 끝에 피주머니가 대롱대롱 매달려 있다 보니 여간 불편한 게 아니었다. 혹시라도 배액관이 빠지면 응급실에 가야 하기에 배액관을 달고 있는 동안 조심 또 조심해야 했다. 혹시라도 배액관이 눌리거나 빠질까봐 늘 경직된 자세로 천장을 보고 자다 보니, 잠도 편하게 잘 수가 없었다. 샤워도 당연히 금지되었다.

수술한 지 9일째 된 날, 드디어 배액관을 제거하기 위한 병원 진료가 있었다. 배액관을 제거하고 수술 부위를 소독하는 간단한 진료였기에 주치의 선생님이 아닌 다른 의사로 예약이 잡혀 있었다.

진료실에 들어가자 20대로 보이는 젊은 의사가 보였다. '나에게도 이런 젊은 시절이 있었지.' 그를 보자 순간 나의 젊은 시절이 떠올랐다. 결혼을 하기 전에는, 아이를 낳기 전에는, 30대 이른 나이에 암 환자가 되어 배액관을 달고 다니리라고는 상상도 못 했는데.

피가 많이 나오면 배액관을 뺄 수 없어서 날마다 피주머니를 비우며 배액량을 기록한다. 나는 그 양이 그리 많지는 않았지만 혹시나 오늘 못 빼면 어쩌나 하는 걱정스러운 마음이 들었다. 병원 진료는 단계마다 불안과 걱정이 앞서 다가온다.

"배액관 빼는 건가요?"

배액량 기록지를 건네며 겁먹은 목소리로 의사에게 물었다.

"빼지 말까요?"

의사의 예상 못한 농담은 나를 당황케 했다. 대학병원 의사도 농담을 할 줄 아는구나. 주치의 선생님은 바빠서 빠듯하게 몇 마디 나누기 급했는데, 그제야 의사도 평범한 사람처럼 보였다. 어제부터 겨드랑이가 더 아프다는 나의 질문에도 상세히 답변을 해주었다.

"우리는 그걸 기절했다고 표현하는데, 세포들이 잠시 기절했다가 회복되면서 감각이 돌아오는 거예요. 가슴보다 겨드랑이 신경이 더 예민해서 수술 부위보다 통증이 더 느껴질 거예요."

팔이 안 올라간다고 하니 그래도 운동을 해야 한다면서 당겨도 운동을 해야 한다고 설명을 덧붙였다.

"팔이 당기는 건 수술한 부위가 당기는 게 아니라 그 안에 근육이 당기는 거예요. 그러니 근육이 굳지 않게 팔을 쭉 펴는 연습을 해야 해요."

"수술이 잘되었나요? 저는 수술 부위를 못 봐서요."라는 나의 질문에는 "잘되었다. 모양도 예쁘다."라고 안심도 시켜주었다. 수술한 지 일주일이 지났지만 그때까지도 두려운 마음에 수술 부위를 보지 못하고 있었다. 나의 질문에 꼬박꼬박 답해주는 그가 고마워서 슬그머니 용기가 났다. 그동안 하지 못했던 질문들을 탁구공 던지듯 계속 던졌다.

"영양제를 먹어도 되나요? 주변에서 추천을 해줘서요."

의사는 그런 사람과 가깝게 지내지 말라고 말했다. 학회 논문에서 검증된 건 비타민D뿐이니, 꼭 먹으려거든 비타민D만 챙겨 먹으라고 했다. 그것도 금요일에 교수님이 처방해주실 거라는 말과 함께. 그런데도 내가 계속 영양제 타령을 하니(비타민C의 고용량 요법에 대한 질문) 그의 입에서 센 말이 나왔다.

"그런 소리 하지 말라 그래요. 사람 몸 가지고 그렇게 하면 안 돼요."

참 이상하게도 그 말에 기분이 전혀 나쁘지 않았다. 이 패기 넘치는 젊은 의사는 환자를 무시해서가 아니라 진심으로 본인이 그렇게 생각하고 조언을 해주었기 때문이다.

식단에 대해 물어보니 이번엔 또 먹고 싶은 것을 다 먹으란다.

"밀가루와 탄수화물은 안 되지 않나요?"

"그럼 이탈리아 사람들은 밀가루랑 빵이 주식인데 암에 걸리면 다 굶어 죽게요? 먹고 싶은 거 드세요. 회도 드셔도 돼요."

마지막으로 온열 요법을 물어보자 "이번엔 한의사가 그래요?"라며 웃었다. 그리고 내 눈을 꼭 바라보며 "절대! 절대 그런 거 하지 마세요. 진짜!"라고 힘주어 말하는데, 정말 해서는 안 될 것 같은 기분이 들어버렸다.

아, 도대체 무얼 믿어야 하는 걸까. 의사는 진심으로 영양제를 먹지 말라 조언하고, 약사는 그 약이 만병통치약인 것처럼 추천한다. 의사는 먹고 싶은 것을 모두 잘 먹으라고 하는데, 인터넷에서는 절대 그렇게 먹으면 안 된다고 한다. 의사는 온열 요법을 절대 하지 말라며 간곡히 말하는데, 바깥세상에서는 내 몸의 온도를

1도 올리면 암을 치유할 수 있다고 말한다.

도대체 환자는 누구의 말을 신뢰해야 하는 것일까. 내 생명을 담보로 어떤 이를 믿어야 할지 결정하는 일은 정말 난감한 문제가 아닐 수 없다. 이건 다른 것도 아니고 사람의 목숨이 달린 문제라고!

암에 걸리고 나서 가장 나를 힘들게 한 현실은 대학병원의 표준치료와 요양병원의 면역치료가 상충한다는 것이었다. 대학병원에서는 의사 처방 외에 그 어느 것도 허용하지 않지만, 면역치료를 하는 사람들은 대학병원의 의사 말만 믿어서는 안 된다고 한다. 어떤 이는 현대의학에서 포기한 시한부 삶을 녹즙만 하루에 2리터씩 먹으며 병을 치유하고, 어떤 이는 요양병원에 입원하여 고용량의 비타민C와 면역주사를 맞으며 치유한다. 그리고 어떤 이는 하루에 20알이 넘는 영양보충제들을 복용하며 암을 치료한다.

나는 갈림길에 섰다. 주치의 선생님을 믿고 표준치료에 의존할지, 아니면 내 방식대로 나만의 치유 청사진을 만들지. 그 고민으로 하루하루가 힘들었다. 암 환자는 아픈 것만도 서러운데 왜 정확한 치료법이 없는지, 현대 의학이 왜 그걸 밝혀내지 못하는지 답답해서 머리가 터질 지경이었다.

진료실을 나오며 얼마 전 지인이 보내준 커피 쿠폰이 떠올랐다. 이름하여 '힘내라 힘 세트' 누가 지었는지 이름 한번 기가 막히게 잘 지었다는 생각을 하며 병원 안에 있는 카페를 방문했다. 힘을 나게 하는 달달한 과일 주스 두 병과 이름부터 부드러운 '부드러운 카스텔라' 세트였다. 나는 다시 고민에 빠졌다.

'빵을 먹어야 하나, 말아야 하나.'

오늘로 진단받은 지 27일째. 암 진단 후 가장 먼저 한 일이 그토록 좋아하던 빵을 끊는 것이었는데. 마음이 흔들렸다. 열심히 고민하고 내가 내린 결론.

'한 입만 먹을게.'

그렇게 나는 부드러운 카스텔라 한 입을 베어 물고, 마스크를 다시 썼다. 나머지는 남편의 몫. 한 입 베어 먹은 카스텔라의 맛은 달콤하고 부드러웠지만 기절할 만큼 맛있지는 않았다. 먹고 나니 먹고 싶다는 간절함이 해소되었다. 그저 한 입 먹었을 뿐인데.

그래, 뭐든 내 마음이 편한 게 최고지!

영양제든, 자연치료 요법이든, 확실한 건 없지만 가장 확실한 건 스트레스 받지 않고 내 마음이 불안하지 않고 평안한 것이다. 운동과 마음 다스리기. 그것만큼 확실한 치유법은 없다.

알아두세요

1 수술 직후보다 시간이 지날수록 통증이 심해질 수 있어요. 감각이 돌아와서 그런 것이랍니다.

2 대학병원 의사 선생님을 신뢰하되, 치료의 주체는 환자라는 것을 잊지 마세요.

수술을 다시 해야 한다고요?

수술 후 12일째 되는 날, 수술 후 조직검사 결과를 듣기 위해 주치의 선생님을 만나러 가는 길이었다. 갑자기 휴대폰 문자로 병원에서 연락이 왔다. 다음 주 월요일 수술 예정이니 금식하라는 말과 수술 전 준비사항들이 적혀 있었다.

'이미 수술을 했는데 대체 무슨 뚱딴지같은 소리야?'

급히 콜센터로 전화를 걸었지만 통화량이 많아 좀처럼 연결되지 않았다. 수술이 잘못된 것일까, 그냥 문자 메시지가 잘못 온 걸까? 여러 번의 통화 시도 끝에 연결된 상담원은 내 이야기를 듣더니 문자가 잘못 간 것 같다고 죄송하다는 말을 했다.

"휴, 그럼 그렇지. 깜짝 놀랐네. 병원에서 무슨 이런 중요한 일을 실수를 한담?"

남편과 나는 가슴을 쓸어내리고 다행이라며 안도의 한숨을 내쉬었다. 수술 결과는 어찌 되었을까? 어떤 사람의 경우는 수술하고 나서 암 타입까지 바뀐 적이 있다고 하니 긴장되었다.

'잘됐을 거야. 아무 일도 없을 거야. 내 타입엔 변함없을 거야.'

기도하는 마음으로 진료실에 들어가 주치의 선생님을 만났다. 주치의 선생님은 여전히 얼굴에 미소를 띠고 에의 그 아무렇지 않은 말투로 나에게 말했다.

"수술을 다시 할 거예요. 다음주 월요일에. 조직 절단면에서 암이 발견되었어요."

이 무슨 날벼락 같은 소리인지. 이제 겨우 수술 부위가 아물고, 몸이 회복되어가나 싶었는데 수술을 다시 한다고? 아까 온 문자는 콜센터의 실수가 아니었던 것이다.

"지난번보다 훨씬 간단한 수술이니 걱정 마세요. 수술하고 당일 퇴원할 거예요."

제거한 조직 아래쪽 절단면에 암이 발견되었기 때문에 혹시 남아 있을지 모를 암세포를 제거하기 위해 다시 수술을 한다고 했다. 주치의 선생님 앞에만 가면 머릿속이 하얘지고 아무런 말도 못하고 나오기가 일쑤인지라 이런 경우가 흔한지 되묻지도 못했다.

인터넷을 찾아보니 흔하지 않은 경우였고, 그냥 내가 재수가 없는 거였다. 의사 선생님도 신이 아닌 이상 어쩔 수가 없는 부분이었다. 남아 있는 가슴의 모양을 살리고 수술 부위를 최소화하기 위해서는 무턱대고 많이 뗄 수도 없는 노릇이니까.

마음이 착잡했다. 재수술이라니.

그러나 한 가지 좋은 소식은 원래 있던 침윤성 암이라고 했던 종양의 크기가 줄고, 상피내암 5cm가 추가되었다는 것이다. 암 종류가 하나 더 추가되었으니 나쁜 소식이라 생각하겠지만 상피내암은 아직 전이 되지 않은 '착하고 순한 암'으로, 일명 제자리암이라 불린다. 흔히 말하는 '0기 유방암'이 바로 상피내암이다. 암세포가 유관 내에서만 성장하고 밖으로 뚫고 나가지는 못한 상태를 '유관 상피내암'이라고 하는데 쉽게 말해서 상피내암은 침윤성 암보다 약한 단계라고 생각하면 된다. 따라서 커다란 침윤성 암인 줄 알았던 종양의 일부가 상당 부분은 상피내암이라는 소식은 불행 중 반가운 소식이 아닐 수 없었다.

주치의 선생님은 침윤성 암이라고 생각된 종양의 크기가 2.5cm에서 1.5cm로 줄면서 유방암 병기가 2기에서 1기로 내려간다는 설명을 했다. 그러나 기쁨도 잠시, 감시 림프절 전이가 한 개 발견되었기 때문에 내 병기는 다시 2기로 올라갔다고 덧붙였다. 이처럼 유방암 기수는 종양 크기와 전이 여부를 합쳐 종합적으로 결정된다. 주치의 선생님이 설명을 하는 그 짧은 시간 동안 내 마음은 롤러코스터를 탄 것처럼 요동쳤다. 2기에서 1기, 다시 1기에서 2기로.

결과적으로 나의 유방암 병기와 타입은 '2기 루미날 A타입'이 되었다. 사람의 마음이란 참 상대적이다. 처음부터 상피내암을 진단받은 사람은 상피내암을 진단받은 사실을 슬퍼할 것이다. 나처럼 처음에 침윤성 암을 진단받은 사람은 침윤성 암의 일부가 상피내암이었다는 사실에 안도한다. 애초에 상피내암과 침윤성 암을 같이 진단받았다면 그렇게 기뻐할 일도 아니었겠지. 현상은 같고 달라진 건 이를 알게 된 순서뿐인데 마음가짐이 달라지는 걸 보고, 다시금 모든 일은 마음먹기에 달려 있음을 알았다.

주변에 재수술을 알리자 모두 수술이 한 번에 끝나지 않은 것에 위로를 표했지만 나는 재수술도 기쁘게 받아들이기로 했다.

"그래, 기쁜 마음으로 수술받자. 혹시 모를 암세포 따위, 다 떼어 버리자."

이렇게 중얼거리며 다시 입원할 준비를 했다.

알아두세요

1   수술 후 유방암의 종류와 병기가 바뀔 수도 있어요.

2   유방암의 병기는 종양 크기와 림프절 전이 여부, 다른 장기로의 전이 여부로 판정됩니다.

3   절단면에 암이 발견되면 재수술을 해야 하는 경우도 있어요.

유방암의 종류와 병기

　　　　　　앞에서 유방암 서브타입을 자세히 다룬 이
유는 유방암의 치료 방향이 서브타입(분자 아형)을 통해 결정되기 때문이다.
따라서 유방암 환자들이 흔히 말하는 유방암 종류는 유방암 서브타입을 일
컫는 것일 때가 많다. 그러나 이 페이지에서 말하는 유방암의 종류는 발생
위치에 따라 소엽(모유를 생산하는 실질조직)에 생기면 소엽암, 유관(모유를
유두로 운반하는 실질 조직)에 생기면 유관암이라 부른다. 유방암의 약 80%
를 유관암이 차지한다. 유관암과 소엽암 모두 암세포가 소엽이나 유관 밖으
로 뚫고 나오면 침윤성 유방암, 소엽이나 유관 안에 있으면 비침윤성 유방
암 또는 상피내암이라고 한다. 아래 그림을 보면 이해하기 쉬울 것이다.

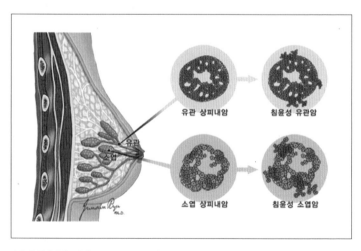

| 출처: 국가암정보센터 www.cancer.go.kr

상피내암이 흔히 말하는 0기 유방암이며 유방암 병기는 종양 크기와 림프절 전이 여부, 다른 장기로의 전이 여부, 이 세 가지 요소로 판정된다. 침윤성 유방암은 1기에서 4기로 분류된다. 종양의 크기가 2cm 이하이고 림프절전이가 없으면 1기이다. 2기는 세 가지 경우가 있는데 종양의 크기가 2cm 이하이고 림프절 전이 개수가 1~3개인 경우, 종양의 크기가 2cm 초과~5cm 이하이고 림프절 전이가 0~3개 이하일 경우, 종양의 크기가 5cm 초과이고 림프절 전이가 0개인 경우 모두 2기로 분류된다. 3기는 두 가지 경우로 나뉘는데 종양의 크기가 5cm를 초과하고 림프 전이가 1~3개인 경우, 또는 종양의 크기와 상관없이 림프절 전이가 4개 이상인 경우이다. 마지막으로 4기는 뼈, 폐, 간, 뇌 등 다른 장기로 전이된 유방암이다.

유방암 병기

	종양의 크기	림프절 전이
0기	비침윤성 암(상피내암)	
1기	2cm 이하	0개
2기	2cm 이하	1~3개
	2cm 초과~5cm 이하	0~3개
	5cm 초과	0개
3기	5cm 초과	1~3개
	상관없음	4개 이상
4기	뼈, 폐, 간, 뇌 등 다른 장기로 전이된 유방암	

재수술
불운일까, 행운일까?

재수술은 1차 수술보다 간단하여 낮 병동에 입원했다. 낮 병동은 수술 당일 오전에 입원했다가 반나절이 지난 후 퇴원하는 시스템이었다. 1차 수술이 암센터 내의 수술실에서 이뤄진 것과 달리 낮 병동의 수술실은 암 환자뿐 아니라 갖가지 질병을 가진 환자들이 한데 뒤섞여 수술을 받기 위해 대기하고 있었다.

그중에는 소은이 또래의 어린아이도 있었다. 수술 전 피를 뽑기 위해 주삿바늘을 꽂는데 남자아이가 엉엉 큰 소리를 내며 울기 시작했다. 아니 울음보다 비명에 가깝다고 해야 할까. 그 장면을 보고 있으니 그 아픔을 대신해줄 수 없는 엄마의 마음은 얼마나 찢어질까 싶어 애처로웠다. 소은이가 아픈 게 아니라 내가 아픈 게 참으로 다행이란 생각이 들었다.

소은이가 태어나고 7개월쯤 되었을 무렵, 급성 신우신염으로 대학병원에 2박 3일 입원한 일이 있었다. 그 기간이 정말 지옥과도 같았다. 아이가 너무 어려 엑스레이 하나를 찍는 것도 힘이 들었다. 어른에게는 쉬운 검사도 7개월밖에 안 된 소은이에게는 힘들었다. 고사리 같은 손등에 주삿바늘을 꽂을 때 아이는 정말 죽을 듯이 울었다. 온종일 주사를 맞느라 혈관이 터져 다시 주삿바늘을 꽂아야 할 때 나는 차마 그 광경을 보지 못하고 흐느껴 울었다.

아이를 키워본 부모는 아마 한두 번은 이런 경험이 있을 것이다. 그리고 아이가 아프지 않고 건강하게 자라는 것만으로도 얼마나 감사한 일인지 새삼 느낄 것이다. 가족 중 한 사람이 아파야 한다면 그게 나여야 한다고 생각했다. 실제로 나라서 다행이라는 생각을 하며 마음을 다잡았다. 나는 암을 치료할 수 있다면 그깟 주삿바늘 열 개도 꽂을 수 있는 강인한 엄마니까!

지난번과 마찬가지로 이번에도 병상에 누워 남편과 인사를 나누었다. 수술을 한 번 해본 것도 큰 경험이라고 처음보다는 마음이 안정되었다. 처음 수술실의 분위기가 차갑고 무거웠던 것과 달리, 이곳 수술실의 분위기는 한결 가볍고 편안했다. 간호사들끼리 일상적인 대화를 나누기도 했다. 그러나 수술대 위의 그 차가운 촉감은 여전했다. 벽에 걸려 있는 커다란 시계를 바라보며 두 번 다시는 이곳에 눕지 않으리라 다짐했다. 지난번 수술과 마찬가지로 여전히 주치의 선생님은 보이지 않았다.

"교수님이 수술하시는 거 맞죠?"

불안한 마음에 슬며시 질문을 던지자 곧 오실 거라는 대답과 함께 마취에 들어갔다. 그리고 기억이 없다. 나와서도 주치의 선생님의 얼굴은 볼 수 없었다. 간호사도, 의사도 그 누구도 수술이 어떻게 끝났다고는 얘기해주지 않았다. 수술이 끝나고 의사가 수술실을 나와 "수술 잘되었습니다."라고 보호자에게 얘기하는 드라마의 장면은 현실과는 많이 달랐다.

회복실로 옮겨져 금식 상태를 유지하며 반나절을 보낸 것 같다. 한 번 절개한 곳을 다시 절개하면 더 아프지 않을까 생각했는데 예전처럼 통증이 심하지는 않았다. 그럭저럭 참을 만했다. 수술이 끝나고 열심히 운동하며 근육을 회복시켰던 게 억울하긴 했지만 처음처럼 많이 아프지 않다는 것에 위안을 삼았다. 간호사는 일주일 뒤로 진료 예약을 잡아주었다.

이제 수술이 끝났으니 다음 진료 때까지 몸을 회복시키고 과연 항암치료를 하게 될 것인지 마음의 준비를 할 일만 남았다.

나처럼 재수술을 하게 되는 경우는 드물지만 이걸 불운이라 생각하면 내게 이로울 게 하나도 없다. 그래서 나는 재수술을 행운으로 생각하기로 했다. 몸에 남아 있는 암세포를 보지 못하고 넘어갔다면 그게 정말 큰일 아닌가? 운이 좋아 바로 발견했으니 다시 수술하고 회복하면 된다. 누군가를 원망하기보다 나에게 주어진 일을 담담히 받아들이는 것. 바로 암을 겪고 나서 나에게 일어난 마음의 변화 중 하나이다.

알아두세요

1   수술 후 바로 교수님을 만나지는 않고, 유전자 발현 검사 결과를 기다립니다. 결과가
     나오는 일주일 뒤 외래 진료 때 항암 시행 여부를 결정하게 됩니다.

유전자 검사 결과 나오는 날

암에 걸리기 전에는 몸에 있는 혹을 떼어내면 암이 치료되는 줄 알았다. 항암치료는 수술이 불가능한 말기 환자만 하는 줄 알았다. 처음 진단을 받았을 때 수술 후 항암치료를 해야 할 수도 있다는 유방외과 의사의 말을 받아들일 수가 없었다.

"수술하면 암이 없어지는 게 아니에요?"

암 환자가 되고 나서야 그게 얼마나 단순한 생각인지 알게 되었다. 암세포는 눈에 보이지 않는다. 종양을 떼어내더라도 주변에 암이 존재할 수 있고, 언제든 전이와 재발의 위험이 도사리고 있다. 암이 무서운 이유이다. 다른 질환이었다면 수술이 최후의 선택이 겠지만, 유방암에 있어서 수술은 기본이요 시작인 셈이고 그다음에 항암치료라는 무시무시한 산이 기다리고 있는 것이다.

나는 항암치료를 안 할 수도 있다는 실낱같은 희망을 갖고 수백만 원에 달하는 유전자 검사를 진행했고, 드디어 그 검사 결과가 나오는 날이 되었다.

"저위험군으로 나왔어요. 방사선치료 일정 잡아드릴게요."

주치의 선생님의 말에 얼마나 기뻤는지 모른다. 저위험군이란 유전자 검사를 통해 암의 재발 가능성을 가늠했을 때 항암치료가 필요하지 않은 낮은 위험군을 말한다. 엄밀히 말하면 항암치료를 했을 때의 효과보다 항암치료가 주는 부작용이 더 크므로 굳이 항암치료를 하지 않겠다는 의미이다. 항암치료는 표적치료와 달리 암세포 외의 정상세포도 공격하므로 신중을 기해야 한다.

"항암치료를 정말 안 해도 되나요? 혹시 환자가 원하면 치료하기도 하나요?"

나의 질문에 주치의 선생님은 "아뇨. 내 마음대로 할 거예요."라고 미소 지으며 대답했다. 그 어떤 대답보다 훌륭한 대답이었다. 만일 환자에게 선택권을 주었다면 나는 엄청나게 고민하고 검색하고 번민했을 것이다. '정말 항암치료를 안 해도 되는 걸까.' 하는 불안감이 아주 사라진 것은 아니었지만 항암 패스라는 성적표를 받으니 그동안의 걱정과 두려움이 절반은 줄어드는 느낌이었다.

진단받았을 때도 울지 않았는데, 이번에는 병실 문을 나오는 순간 눈물이 줄줄 흘렀다. 암을 진단받고 씩씩한 척, 괜찮은 척했지만 사실 내가 정말 항암치료를 이겨낼 수 있을까 두려웠나 보다. 수술을 위해 입원하기 전날, 허리까지 내려오던 긴 머리를 귀밑으로 짧게 싹둑 잘랐다. 2기였기 때문에 항암치료를 예상했고, 항암치료의 대표적인 부작용인 탈모를 미리 생각한 선택이었다. 그런데 막상 항암치료를 안 해도 된다고 하니 기분이 얼떨떨하고 가슴이 먹먹해 하염없이 눈물이 나왔다. 암 치료 과정에서 울지 않겠다고 마음을 다잡아도, 예상치 못한 순간에 울컥하는 마음이 치밀어 오른다.

간호사가 2주 뒤 산부인과 진료와 복약 상담 스케줄을 잡아주었다. 그리고 16일 뒤, 방사선치료를 위한 방사선과 진료가 잡혔다. 한 달 정도 방사선치료가 예정되어 있었다. 자세한 방사선 일정은 방사선과 교수님과 면담 후 결정된다고 한다.

그리고 앞으로 최소 5년, 길게는 10년 동안 항호르몬치료 요법을 하기로 했다. 쉽게 말하면 약물로 호르몬을 차단하여 암의 먹이를 차단시키는 것이다. '타목시펜'과 '베라실'이라는 약물을 매일 같은 시간 복용하고, 3개월에 한 번은 '졸라덱스'라는 배 주사를 맞으러 병원에 가야 했다. 호르몬 양성 유방암 환자에게 너무나 유명한 '타목시펜', 그리고 이름에서 풍기는 느낌처럼 매우 아프기로 유명하다는 '졸라덱스', '타목시펜'의 부작용으로 혈전이 생기는 것을 방지하기 위한 '베라실'까지. 약국에서 처방약을 구입하여 복용하고,

앞으로 6개월에 한 번씩 정기검진을 받으며 추적 관찰을 하는 것으로 '유방암'의 치료 스케줄이 일단락되었다.

그동안 향후 치료 일정을 몰라 얼마나 답답했던가. 뿌옇게 깔린 안개가 조금씩 걷히는 기분이었다. 방사선치료와 항호르몬치료에도 부작용이 따르겠지만 항암치료의 두려움에 비하면 감수할 수 있다고 생각했다. 나는 감사하는 마음으로 방사선치료를 준비하기로 했다.

알아두세요

1   수술 후 항암치료를 하면 종양내과 진료를, 항암치료를 하지 않으면 방사선과 진료를 보게 됩니다.

2   호르몬 양성환자는 5년에서 10년 동안 항호르몬치료를 하게 됩니다. '타목시펜'이 대표적인 호르몬치료 약물이며 폐경 여부에 따라 '졸라덱스' 주사를 맞을 수 있습니다.

타목시펜은 호르몬 치료에 가장 많이 사용되는 경구용 약제이다. 그런데 호르몬 양성 환자에게 이 타목시펜이 마냥 좋은 것만은 아니다. 타목시펜은 '선택적'으로 에스트로겐 수용체에 결합하여 유방조직에서 암세포가 더 이상 성장하지 못하도록 하는 대표적인 약물이다.

여기서 '선택적'이란 단어에 주목해야 한다. 타목시펜은 유방에서는 에스트로겐과의 결합을 방해하는 기능을 하지만 자궁이나 난소 등의 기관에서는 에스트로겐과 유사한 작용을 나타내 자궁내막의 두꺼움을 유발할 수 있다. 이를 자궁내막 증식증이라 하며, 이 질환이 악화되면 자궁내막암으로 진행할 수 있다. 생리를 하는 사람이라면 위험성이 덜하겠지만 타목시펜을 복용하면 대부분 무

월경 상태가 된다. 그러므로 생리가 없는 사람들은 자궁내막이 계속 두꺼워진 상태가 된다.

유방암 예방을 위해 장기간 복용해야 하는 약이 또 다른 '암'을 유발할 수 있다니 두려웠다. 타목시펜이 양날의 검이라 느껴졌다. 인터넷에서 타목시펜 복용 시 자궁내막암의 발생률을 찾아보았다.

5년간 복용 시 1.6%, 그리고 10년 복용 시 3.1%

1~3%의 확률이지만 자궁내막암이 생길 수도 있다고 하니 서글펐다. 정기적으로 산부인과 진료를 통해 검사받고 발생 확률을 낮추는 수밖에 없다. 산부인과 의사는 자궁 초음파를 통해 자궁내막 두께를 확인하고 1년 뒤 정기검진을 제안했다. 나는 6개월 뒤에 검진받겠다고 했다. 병원에 가기 전 타목시펜 복용 후 자궁내막이 두꺼워져 소파술을 받았다는 사례를 접하고 더 무서워졌기 때문이다. 검사를 자주 해서 나쁠 것은 없지 않은가.

복약 상담은 대학병원에 소속된 약사님이 타목시펜의 부작용을 설명하는 방식으로 이루어졌다. 타목시펜의 가장 큰 부작용은 앞서 말한 자궁내막암의 위험성 증대이다. 일반적인 부작용은 에스트로겐 부족으로 인한 폐경기 증상과 유사한 증상이 있을 수 있다는 점이다. 흔히 우리가 말하는 갱년기. 38살에 갑자기 갱년기를 겪게 될 줄이야. 한 가지 위로가 되는 사실은 갱년기 증상이 심한 사람은 타목시펜 복용 시 유방암 재발의 가능성이 조금 더 줄어든다고 한다. 갱년기 증상은 아래와 같다.

- 안면 홍조
- 불규칙한 생리 및 생리 중단
- 질 건조증이나 질 출혈
- 우울증 같은 심리적인 증상
- 골다공증
- 체중 증가, 복부 팽만
- 기억력 감퇴

이 밖에도 관절 통증, 관절염이 주된 부작용으로 꼽힌다. 관절 통증은 일종의 갱년기 증상같이 호르몬이 억제되어 생길 수 있는데 어떤 치료에도 호전되지 않을 정도로 무척 아플 수 있다. 모든 사람에게 나타나는 것은 아니지만 실제로 관절 통증을 호소하여 타목시펜 복용을 힘들어하는 경우를 종종 보았다. 밤마다 손가락 관절이 쑤셔서 결국 타목시펜 복용을 임의로 중단한 환자의 이야기를 들은 적이 있다. 그러나 환자 임의로 약을 중단하는 것은 위험하니 이런 경우 반드시 의사에게 알리고, 상의해야 한다.

흔하지 않지만 타목시펜이 간 기능 이상, 시력 장애, 망막 변성 등 시신경에도 부담을 줄 수 있다. 또 혈전 생성으로 인한 폐색전증, 뇌졸중의 부작용도 있을 수 있다고 한다. 그 때문에 주치의 선생님은 혈전 생성을 방지하고자 혈전 방지제인 '베라실'을 따로 처방해주었다. 이 약은 혈전이 생기지 않게 하기 때문에 잘못하면 피가 멈추지 않을 수 있다. 따라서 수술이나 치과 치료 등 피가 날 수 있는 상황이 있다면 미리 약 복용을 중지해야 한다.

암 환자가 되고서 가장 어려운 것 중 하나는 방대한 정보의 홍수 속에서 나에게 적합한 정보를 가려내는 일인데 '타목시펜'도 마찬가지였다. 어떤 사람은 타목시펜의 부작용이 너무 심해서 약을 끊었다고도 하고, 어떤 사람은 타목시펜의 효과를 의심하고 이 약이 모든 사람에게 효과가 있는 것은 아니라고도 한다.

나는 일단 '타목시펜'을 친구 삼기로 했다. 갱년기? 올 테면 와봐라. 갱년기쯤은 감사하게 맞이할 수 있었다. 암 환자에게 암에 다시 걸리는 것보다 두려운 것은 없었다.

알아두세요

1   항호르몬치료의 대표 약물인 타목시펜의 가장 큰 부작용은 자궁내막암 발생률이 높아진다는 것입니다. 그러므로 정기적인 산부인과 검진은 필수입니다.

2   타목시펜의 또 다른 부작용은 갱년기 증상을 겪는 것이므로 그에 대한 준비가 필요해요. MSM(식이유황)이 갱년기 증상을 완화하므로 보충제를 활용하는 것도 방법입니다.

3   부작용 때문에 임의로 약을 끊어서는 안 되며 부작용이 있을 시 주치의와 꼭 상담해야 합니다.

방사선치료
3주 동안 하루 10분, 꼬박꼬박

방사선치료는 암세포에 방사선을 조사하여(쬐어) 암세포를 죽이고, 암세포가 주변으로 증식하는 것을 막기 위한 암 치료 방법이다. 보통 암이 있는 부위에만 국소적으로 방사선을 조사하여 정상세포의 손상은 최소화하고 암세포를 파괴한다. 방사선치료는 암세포 주변에 인접한 건강한 정상세포들을 손상시키기도 하지만 건강한 세포의 대부분은 방사선치료가 끝난 후 서서히 정상적으로 회복된다고 한다.

여기까지는 방사선치료의 사전적인 내용이다. 하지만 환자 입장에서는 방사선치료를 실제로 어떻게 진행하는지 전혀 감이 오지 않는다. 방사선치료를 앞둔 대부분의 환자들이 이런 막막한 심정일 것이다. 그래서 방사선치료 과정의 기억을 더듬어 적어본다.

일단 유방암 수술이 끝나면 유방외과 교수님은 정기검진 외에는 만날 일이 없다. 항암치료가 예정되어 있다면 수술 후에는 종양내과 진료를 보게 되고, 항암치료를 하지 않은 경우는 방사선과 진료를 보게 된다. 나는 방사선과 교수님과 첫 면담에서 방사선치료 21회를 선고받았다. 방사선치료는 보통 기본적으로 19회를 실시한다. 나는 감시 림프절 전이로 인해 2회가 추가되었다. 기수에 따라 길게는 한 달 이상도 치료를 받는다고 하는데 21회로 끝나는 것에 감사할 따름이었다. 방사선과 교수님과의 대화는 유방외과 진료보다 더 짧았다. 특별히 더 나눌 대화도 없었고, 일주일 뒤 본격적으로 방사선치료가 시작되고 그사이 방사선치료 모의 설계를 한다고 했다. 방사선치료 동안 교수님과 만나는 것은 2주에 한 번 꼴이라 치료 동안 두 번 정도 면담을 하였는데 그마저도 형식적인 면담일 뿐, 큰 의미는 없었다.

모의 설계 때도 환자는 크게 할 일이 없었다. CT 촬영을 한 번 더 했고, 방사선치료실 침대에 누워 있기만 하면 됐다. 누워 있으면 방사선사가 수성펜 같은 것으로 유방에 치료선을 그려주었다. 주의할 점은 선이 지워지면 다시 그려야 하니 방사선치료를 받는 동안은 선이 지워지지 않도록 신경 써야 한다는 것 정도였다.

하지만 일부러 지우지 않는 한 완전히 지워지는 일은 거의 없다. 선이 흐려지면 다음 치료 때 방사선사가 그 위에 다시 그림을 그려주기 때문에 선이 지워질까 과하게 걱정할 필요는 없다. 내가 방사선치료를 받는 기간은 6~7월이라 한참 더워지기 시작할 때였는데 물 샤워는 가능했기 때문에 생각보다 힘들지는 않았다. 방사선치료 동안 서너 번 정도 선을 다시 그렸던 것 같다.

방사선치료는 매일 병원에 가서 10분가량 침대에 누워 방사선을 쬐는 것이 끝이었다. 환자 입장에서는 매일 병원을 오가는 일 빼고는 크게 힘들거나 어렵지는 않다. 항암치료의 부작용에 비하면 정말 수월한 치료이지만, 치료가 누적될수록 몸이 피곤해지거나 방사선 노출 부위의 피부가 변할 수 있다는 부작용은 있었다.

보통 매일 일정 시간에 치료를 하는데, 병원의 탈의실에서 상의를 갈아입고 대기실에 앉아 차례를 기다린다. 병원마다 다르겠지만 내가 다니는 병원에는 탈의실에 상의만 준비되어 있었다. 이런 경우에는 원피스를 입고 가면 갈아입을 하의가 없어서 난감한 상황에 처할 수도 있다. 갈아입기 편한 상의를 입고 가도록 하자. 또 치료선을 다시 그리게 될 경우 잉크가 옷에 묻어날 수 있다. 이왕이면 어두운 색으로 된 티셔츠를 추천한다. 브이넥 티셔츠는 가슴이 파여 치료선이 보일 수도 있으므로 라운드티가 무난하겠다.

이름이 호명되면 치료실에 들어가서 잠깐 누워 있다 나왔다. 치료실에 들어가면 잠깐 옷깃을 풀고 치료선을 맞춘 후 다시 옷을 덮어주기 때문에 그다지 민망할 것도 없었다. 치료대에 누우면 천장에 파란 하늘 그림이 보였다. 나는 멍하니 하늘을 바라보며 그 순간마다 기도를 하곤 했다.

'이 방사선치료를 통해 내 몸에 혹시라도 남아 있는 암세포가 있다면 다 없어지기를……'

치료가 끝나면 탈의실에서 열심히 보습 크림을 발랐다. 당시 어떤 크림을 발라야 하는지도 큰 관심사였는데 결국 크림의 종류가 중요한 것 같지는 않다. 피부 장벽을 보호할 수 있는 보습 크림이면 충분할 듯하다. 다행히 피부가 벗겨지거나, 엄청 아프지는 않았지만 회차가 거듭될수록 유두가 갈라지고, 피부색이 변하기는 했다. 햇빛에 살짝 그을린 정도의 느낌이랄까. 방사선이 눈에 보이지 않다 보니 처음에는 이게 치료가 되는 건가, 도대체 어디에 방사선이 조사되고 있나 궁금했는데 나중에 그을린 부위로 그 위치를 짐작할 수 있었다. 치료가 종료되고 한 달 정도 지나면서 서서히 피부색도 원래대로 돌아왔다.

방사선치료는 눈에 보이는 부작용은 그리 대단하지 않지만 피로감과 면역력 저하를 피할 수 없었다. 나는 일주일 정도 지나자 급속히 피로감을 느꼈고, 입맛도 떨어져서 밥을 거의 먹지 못했다. 이상하게 탄수화물이 먹히지 않아 샐러드 위주의 식사를 했다.

그리고 영양보충제로 영양을 보충했는데 이 부분은 의사 선생님마다 의견이 다르므로 개인의 판단이 필요하다. 방사선치료에 방해가 될 수 있으므로 종합영양제조차 먹지 못하게 하는 의사가 있는가 하면, 방사선치료 때 영양제를 꼭 먹어야 부작용을 최소화할 수 있다는 의사도 있었다. 암 진단 후 방사선치료를 받는 동안에도 내내 영양제가 가장 큰 고민거리였는데 결국 나는 영양제를 복용하는 것으로 마음을 정했었다.

그렇게 주말을 제외하고 꼬박꼬박 3주를 출퇴근하니 어느새 방사선치료가 끝나 있었다. 마지막 방사선치료를 마치고 돌아오는 날, 남편이 꽃다발 한 아름을 안겨주었다. 그동안 고생 많았다는 남편의 메시지를 보자 눈물이 핑 돌았다. 치료를 받는 동안 남편도 많이 힘들었을 텐데, 묵묵히 내 곁을 지켜준 고마운 사람.

방사선치료는 처음에는 괜찮지만 하다 보면 피로가 누적되고 컨디션이 떨어질 수 있다. 그러니 병원을 오갈 때 주변의 도움을 받는 것이 좋으며, 심적으로도 누군가 함께하는 것이 큰 위로가 된다. 본원과 집이 먼 경우, 본원 주변의 요양병원에 입원하여 방사선치료를 받는 경우도 많다. 요양병원에서 병원까지 셔틀로 오가며 픽업을 해주고, 영양가 있는 식단을 제공하여 방사선치료 동안 떨어지는 체력을 보충해준다.

개인적으로는 영양보충제를 통해 방사선치료를 받는 동안 내 몸의 정상세포를 보호했으면 한다. 방사선치료 중 내가 이용한 영양보충제는 다음과 같다.

- **종합영양제**: 극도의 활성산소 발생환경인 방사선치료에서 내 몸을 보호하는 최소한의 조치
- **셀레늄**: 암세포 저격수로 글루타치온을 약화시켜 치료 효과를 높일 수 있음
- **비타민C**: 방사선에 의한 주변 조직의 붕괴를 막음
- **비타민D**: 의사도 추천하는 영양제. 치료와 예방을 위해 필요.
- **베타카로틴**: 방사선의 효과를 높이면서 향후 발암을 억제하는 능력이 있음. 고농도에도 부작용 없음.
- **비타민B3**: 종양 주변의 혈액공급을 증가시켜 방사선의 효과를 높임
- **오메가3**: 세포 내외 산소공급을 풍부하게 하는 역할
- **케르세틴**: 방사선치료 효과는 유지하면서 정상세포는 보호
- **마그네슘**: 심장 보호
- **멜라토닌**: 상승 효과
- **코큐텐**: 심장보호를 위해 반드시 필요
- **AHCC**: 면역세포 보호에 강한 효능
- **유산균**: 방사선치료로 인한 위장 장애 예방

영양제에 관해서는 할 말이 너무 많아 뒤에서 따로 다루기로 하고(168쪽 참고), 영양제를 먹을지 말지 고민이 된다면 다른 건 몰라

도 비타민D와 셀레늄, 코큐텐만이라도 꼭 챙겨 먹길 바란다. 비타민D는 본원 주치의 선생님도 따로 처방할 정도로 암 환자에게 필요한 영양제로 검증된 것이며 셀레늄과 코큐텐도 여러 의사와 약사의 검증을 거친 영양제이다.

물론 이 또한 개인적인 견해이므로 선택과 적용은 환자 본인에게 맡긴다.

> 알아두세요

1   방사선치료는 주말을 제외하고 매일 병원에 가야 합니다. 기본 횟수는 19회이며, 환자의 상태에 따라 횟수가 추가됩니다.

2   방사선과 교수님은 치료 동안 2주에 한 번 정도 면담을 실시하며, 실제 매일 하는 방사선치료는 방사선사와 진행합니다.

3   방사선치료는 아프지 않으며 환자는 치료대에 5분 정도 누워 있기만 하면 됩니다. 다만 차수가 거듭될수록 피로가 누적되고, 컨디션이 떨어질 수 있으니 체력 관리를 잘해야 합니다.

방사선치료가 끝나고 한 달 정도 지나고, 오랜만에 유방외과를 찾았다. 수술 후 유방외과 교수님과는 3개월에 한 번 졸라덱스를 맞기 위해 면담하는데 이날은 졸라덱스를 두 번째 맞는 날이자, NGS 검사 결과를 듣는 날이기도 했다.

NGS 검사란 '차세대 염기서열 분석 기반 검사'의 줄임말인데 쉽게 말하면 암을 일으키는 변이 유전자가 있는지 알아보는 검사이다. 항암 시행 여부를 판가름했던 온코 검사나 맘마프린트 검사와는 다른 검사로, 간단한 피검사로 결과를 얻을 수 있다. 모든 유방암 환자가 이 검사를 필수로 하는 것은 아니다. 유방암이나 난소암 가족력이 있는 유방암 환자, 가족력 없이 40세 이전에 유방암을 진단받은 경우, 가족력 없이 난소암으로 치료받은 적이 있는 경우,

양쪽 유방에 암이 발생한 경우, 남성 유방암 환자, 여러 장기에 암이 발생한 환자 등이 검사 대상이다. 검사 대상이 되면 총 검사비의 50%인 50만원을 부담하고 건강보험 혜택을 받을 수 있다.

주치의 선생님과 첫 진료에서 나는 이 검사를 실시했다. 가족 중에 누가 암이 있는지 설문지를 작성하는데 할아버지 간암, 큰아버지 췌장암, 큰고모 위암, 작은고모 폐암, 사촌언니 둘 유방암, 적을 칸이 부족할 지경이었다. 암은 직계 가족 3대에서 한 명만 있어도 가족력이 있는 것으로 본다는데 가족력을 넘어 유전자 변이를 의심할 수 있는 상황이었다.

검사 결과가 나오기 전까지 나는 불안에 떨어야 했다. 만에 하나 내가 변이 유전자를 갖고 있다면, 내 딸 소은이와 언니도 유방암에서 자유로울 수 없었기 때문이다. 혹시라도 유전자에 이상이 있다면 남은 왼쪽 유방과 난소도 예방적으로 절제해야 할지 고민해야 했다. 유전자 검사가 나오려면 한 달 이상이 소요되는지라 그 결과를 기다리며 수술을 미룰 수는 없었다.

수술은 부분 절제로 진행이 되었지만 혹시라도 유전자 변이가 있다면 이후에 또 다른 수술을 할 수도 있는 상황이었다.

"유전자 검사 결과요? 어디 보자…… 괜찮아요."

주치의 선생님 특유의 아무렇지 않은 화법이 여기서 또 효과를 발휘한다. 마치 원래부터 걱정할 게 없었다는 것처럼 가벼운 말투와 목소리. 혹시나 유전자 변이가 있었다면 또 한 번 심장이 쿵 내려앉고, 치료에 새로운 국면을 맞이했을 텐데 그런 것은 아니라니 얼마나 다행인지. 나는 가슴을 쓸어내렸다.

'도대체 유전자 문제도 없는데 가족 중에 왜 그렇게 암 환자가 많은 거며, 나는 대체 암에 왜 걸린 거야?' 하는 질문이 도돌이표처럼 떠올랐다. 아무도 정답을 말해줄 순 없겠지만 가족력과 환경적 요인이라 생각할 수밖에.

가족력과 유전성 질환이 헷갈리기 쉽고 실제로 혼용되는 경우도 많지만 엄연히 다른 개념이라고 한다. 가족력은 주거환경, 식습관, 직업 등 생활환경이 원인이다. 반면 유전자 변이가 있으면 그것이 암을 일으키는 원인이 된다. 미국의 영화배우 안젤리나 졸리가 유방암 발병과 관련된 브라카(BRCA) 유전자의 이상이 발견되어 예방적으로 유방과 난소를 절제한 것으로 유명하다. 이 유전자를 가지고 있으면 살아가면서 반대쪽 유방이나 난소도 암에 걸릴 확률이 너무나 높기 때문이다.

암을 진단받고, 내가 정말 후회한 것 중 하나는 암에 대해 너무나 안일했다는 점이다. 친가는 그야말로 '암밭'이라고 해도 무방할 정도로 암 환자가 많았는데 나는 암을 남의 일이라 생각하며 살았다. 나중에 알았지만 언니는 사촌언니의 유방암 소식을 듣고 암 보험도 따로 들어놨다고 했다. 나는 암 보험은커녕 암이 발병하기 전

같은 쪽 유방에 양성 종양이 발견되어 맘모톰 시술을 하였는데도 암에 대해 전혀 가능성을 열어두지 않았다.

내 몸이 보내는 신호를 철저하게 무시하고, 암을 키워가고 있었다. 하지만 후회가 무슨 소용일까. 변이 유전자가 없다는 사실에 감사하고, 환경적인 요인으로 암에 걸린 것이니 그 환경을 바꾸면 된다. 이제 어떻게 내 몸을 바꿔나갈지 조금씩 그 방법들을 찾아나갈 것이다.

알아두세요

1 가족력과 유전성 유방암은 다릅니다. 유전자 변이로 발생하는 유방암을 유전성 유방암이라 하며 고위험군에 속할 경우 유전자 검사를 통해 유전자 변이가 있는지 알아볼 수 있습니다.

2 유전자 변이가 있다면 반대쪽 유방과 난소에 암이 발생할 가능성이 높아 약물이나 예방적 수술 등을 고려해야 합니다. 또한 환자의 가족도 유전자 검사를 받아야 합니다.

3 가족력이 있다면 평소 암에 대해 더욱 경계하고, 주의할 필요가 있습니다.

첫 정기검진을 하다

암 환자는 수술을 하고 중증 적용을 받는 5년 동안 6개월마다 정기검진을 받는다. 1년에 한 번씩 건강검진을 받을까 말까 하는 보통 사람들에게 6개월의 시간은 짧게 느껴질지도 모르겠다. 그러나 암 환자에게 6개월은 결코 짧지 않다. 그사이 혹시라도 전이가 있을까 늘 불안하고 겁이 난다. 나 또한 수술 후 대상포진을 겪으며 뼈 전이에 맞먹는 공포를 맛보았고, 뼈 전이는 본스캔(뼈검사) 외에는 알 방법이 없다는 말에 주치의 선생님에게 6개월 단위로 본스캔을 해달라 조르기도 했다.

검사 종류는 병원마다, 그리고 환자의 상태에 따라 다를 수 있는데 6개월 검진에서 내가 할 검사는 혈액검사, 유방 X선촬영검사, 상복부 초음파검사, 유방·액와 초음파검사, 저선량 가슴 CT검사

이렇게 다섯 개였다. 앞의 네 가지 검사는 기존에 해봤던 것들인데 '저선량 가슴 CT검사'라는 생소한 검사가 눈에 들어왔다. 그래서 저선량 검사에 대해 찾아보았다.

저선량 가슴 CT검사란?

CT는 인체에 X-선을 투과한 후, 그 흡수 차이를 컴퓨터로 재구성해 영상을 얻는 검사이다. 저선량 CT는 일반적인 CT보다 방사선 노출량이 약 75%까지 감소되어 검사가 가능한 CT촬영이다. 방사선 방출량이 적기 때문에 비교적 방사선 피폭의 우려를 덜 수 있고 조영제와 금식이 필요 없는 검사이다. 폐암의 조기 발견과 조기 진단을 위해 실시한다.

이것을 보면 결국 6개월 검진은 유방암 재발과 폐암의 전이를 발견하기 위한 검사라는 것을 알 수 있다. 그리고 상복부 초음파를 통해 상복부에 위치한 간, 담낭, 담도, 췌장, 비장을 초음파로 확인하니 안심이 되었다.

검사를 받는 날, 두 달 만에 병원에 가는 발걸음은 다소 가벼웠다. 한 달 전 남편의 회사에서 1년에 한 번씩 해주는 건강검진을 했고, 그 결과가 며칠 전 나왔는데 다행히 큰 문제는 없어 보였기 때문이다. 그래도 오랜만에 병원에 다시 가니 기분이 얼떨떨했다. 방사선치료를 위해 매일 병원으로 출퇴근하던 시절도 있었는데, 어느새 표준치료가 끝나고 정기검진 때만 병원을 찾는 환자가 되다니 감회가 새로웠다.

정기검진을 위한 검사는 아침 10시에 시작해서 저녁 7시가 넘어서야 끝이 났다. 병원에서 9시간 이상을 보낸 셈이다. 검사 사이사이 남편과 병원 내 카페에서 책도 읽고, 정원에서 산책도 했다. 점심때는 가까운 안과에 가서 안과 검진을 받고, 근처 맛집을 찾아 값비싼 한정식도 먹었다. 6개월 검진을 맞이하는 나에게 주는 일종의 선물이랄까. 그렇게 하루 종일 병원에서 시간을 보내고, 깜깜한 밤이 되어서야 비로소 모든 검사가 끝이 났다. 낮 동안 그렇게 많던 환자들이 썰물처럼 빠져나가자, 텅 빈 병원은 고요해졌다. 그 많던 사람들은 다 어디로 갔을까.

밖으로 나가자 시원한 밤공기가 기분을 전환시켰다. 남편의 손을 잡고 언덕 위에 있는 야외 주차장으로 터덜터덜 걸어가다 문득 뒤를 돌아보았다. 화려한 조명이 반짝이는 병원 건물이 마치 여행지의 리조트처럼 예쁘게 보였다. 이곳이 병원이 아니라 산속에 있는 리조트였다면 얼마나 좋을까. 사랑하는 남편도 옆에 있고, 가을밤 공기도 선선하고 좋은데. 비록 지금 발 딛고 있는 이곳이 내가 원하는 아름다운 휴양지는 아니지만 숨 가쁘게 달려온 인생에 쉼표를 찍고, 더 건강한 삶으로 가기 위해 쉬어가는 휴게소 정도라 생각하기로 했다. 그렇게 생각하니 한결 마음이 편안하고 가벼워졌다.

이제 검진 결과가 나오기까지 열흘이란 시간이 남았다. 나는 열흘 뒤 웃으며 이 길을 다시 걸을 수 있기를 기도하며 소은이가 기다리는 우리 집, 나의 현실로 돌아오는 차에 올라탔다.

알 아 두 세 요

1 암 환자는 수술을 하고 중증 적용을 받는 5년 동안, 6개월마다 정기검진을 받습니다.

2 표준치료 후 첫 정밀검사는 '혈액검사, 유방 X선촬영검사, 상복부 초음파검사, 유방·액와 초음파검사, 저선량 가슴 CT검사'입니다.(병원이나 환자에 따라 다를 수 있습니다.)

지난주에 실시한 6개월 검진 결과를 듣고, 졸라덱스 3회 차 주사를 맞는 날이었다. 주치의 선생님과는 일곱 번째 만남이건만 이 만남은 횟수가 늘어나도 좀처럼 편해지지 않았다. 미리 질문 리스트를 작성하고 심호흡을 크게 하고 진료실로 들어갔다. 일단 진료실에 들어가면 주치의 선생님과 인사를 하고, 진료 베드에 누워 바로 유방 촉진을 받는다. 촉진이란 의사가 환자의 몸을 손으로 만져서 진단하는 일이다.

나는 촉진을 받으며 림프부종*에 대한 걱정을 덜어놓았다. 필

◆　림프부종이란 수술, 방사선치료, 외상 또는 감염으로 인해 림프관이 손상받게 되면 림프액의 이동이 원활하지 못하게 되어 팔 또는 다리 등의 부위가 비정상적으로 늘어나는 것을 말한다.

라테스를 너무 열심히 한 탓인지 수술한 부위가 당기고, 겨드랑이가 아팠기 때문이다. 혹시나 림프부종이 오면 어쩌지? 잘못된 동작을 한 것은 아닐까? 당장 림프 마사지를 받아야 하는 것은 아닐까? 나의 걱정병이 다시 도진 것이다.

이럴 땐 의사의 괜찮다는 답변만이 살길이다. 다행히 주치의 선생님은 팔과 어깨 여기저기를 만져보고 반대편 팔도 살펴보더니 괜찮다는 답변을 해주었다. 유방암 환자이니 스트레칭 위주의 운동을 추천해주었고 림프 마사지는 해도 된다고 했다.

그리고 드디어 정기검진 결과를 듣게 되는 순간! 주치의 선생님은 모니터를 들여다보며 예의 그 아무렇지 않은 듯 "괜찮아요." 한마디를 던졌다. 미소는 덤이다. 정녕 이게 끝인가? 5분도 아니고 5초 만에 진료가 끝날 분위기여서 재빨리 복부 초음파 결과를 물었다. 얼마 전 받은 건강검진 결과에는 담낭 결석의 사이즈가 커져 있었기 때문이다.

"선생님, 담낭 결석 사이즈가 커졌는데 괜찮은가요?"

"결석? 음, 두 개 다 1cm가 넘네요. 사실 이건 수술밖에 답이 없어요."(이때부터 가슴이 덜컥 내려앉기 시작했다.)

"수술이요? 암과는 연관이 없는 거죠?"

"직접적으로 연관은 없지만, 결석이 커져서 담낭 벽을 자극하면 염증이 생겨 암이 생길 수 있죠. 외과 진료 잡아드릴게요."

"신장에도 낭종이 하나 있는데 그건 괜찮은가요?"

"그건 신경 안 쓰셔도 돼요."

결국 외과 협진을 잡고 진료실을 나왔다. 검진 통과를 기뻐하기에는 뭔가 애매한 성적표. 주치의 선생님의 군더더기 없이 깔끔한 답변 덕분에 신장 낭종은 머릿속에서 지워버렸지만 담석이 마음을 착잡하게 만들었다. 거우 한숨 돌렸는데 또 수술을 해야 한다니, 머리가 아팠다. 담석이 한 개도 아니고 두 개. 게다가 사이즈가 커지고 있었다. 이제야 유방암에 좀 익숙해졌는데 새로운 질병을 마주하려니 기분이 착잡했다.

물론 담석은 1년 전에도 내 몸에 있다는 걸 알고 있었지만 그때의 마음은 지금과 같지 않았다. 그 당시 나는 암 환자가 아니었으니까. 몸에 담석이 있다는 걸 알고도 특별한 증상이 없었기에 추가 진료조차 받지 않았다. 건강한 사람에게 담석은 그리 심각한 질병은 아니었다.

그런데 암 환자가 되고 나니 상황이 달라졌다. 염증이 생기는 상황 자체가 암을 유발할 수 있다는 걸 잘 알기에 가벼운 질병일지라도 조심해야 했다. 아무리 쉬운 수술이라 해도 내 몸에 어떠한 영향을 미칠지 모르니 함부로 할 수가 없었다. 담석 사이즈가 더 크기 전에 내과든 외과든 적극적으로 가볼걸! 뒤늦은 후회가 밀려왔다. 과연 내가 지금 건강 관리를 잘하고 있는지도 의문이 들기 시작했다. 주치의 선생님이 직접 협진을 잡아주었어도 진료까지는 3주 정도 기다려야 했다. 역시 대학병원엔 아픈 사람이 참 많았다.

나는 진료실을 나오자마자 '담낭 결석'을 검색하기 시작했다. 암도 치료했는데, 이까짓 돌멩이로 우울해하지 말자! 마음을 다잡아보았다. 하지만 내 몸에 있는 돌멩이 두 개 때문에 6개월 검진 통과라는 기쁜 소식을 만끽할 수가 없다니, 그게 나를 가장 우울하게 만들었다.(다행히 그 이후로는 담석 사이즈에 변화가 없다. 6개월 검진 때마다 함께 추적관찰하면서 현 상태를 지켜보기로 했다.)

집으로 돌아오는 길에 병원 1층 로비에 설치된 커다란 크리스마스트리 장식이 눈에 띄었다. 벌써 곧 크리스마스구나. 예쁜 트리 장식을 보니 어느새 마음이 한층 밝아졌다.

'그래, 일단 암 검진을 무사히 통과했다는 사실이 가장 중요하지!'

나는 반짝이는 전구 장식을 바라보며 내 마음에도 희망의 불을 켰다. 앞으로 살면서 여기저기 아플 날이 얼마나 많을까. 그때마다 우울해할 순 없다. 또 이 세상에는 나보다 아프고 힘든 사람도 얼마나 많은가. 나는 내게 주어진 상황에 감사하며 다가오는 크리스마스를 행복하게 맞이하기로 했다.

암 환자로 산 지 반년 만에 어렴풋이 알 수 있었다. 이렇게 6개월의 삶을 다시 부여받고, 하루하루 감사히 사는 것이 암 환자의 삶이라는 것을. 아프고 걱정하고 다시 또 안심하고 행복하기로 결심하고, 6개월마다 이러한 과정을 거치면서 비우고 채우는 과정이 반복되겠지. 아직 마흔도 되지 않은 내가 앞으로 얼마나 더 긴 시간을 이렇게 살아야 하나 싶어 마음이 먹먹하기도 했지만, 남들보다 더 건강에 신경 쓰며 산다는 것은 어찌 보면 다행일 수도 있다.

처음 진단을 받았을 때 '나에게 과연 5년 후가 있을까? 10년 후가 있을까?' 싶은 마음에 잠 못 이루던 때가 있었다. 그랬던 내가 어느새 표준치료가 끝나 정기검진만을 앞두고 있으니 감회가 새롭다. 암 환자라는 타이틀은 나의 삶을 송두리째 바꾸어놓았지만 그 변화가 두렵기보다 반갑다.

나는 더 이상 예전처럼 살지 않을 것이다. 예전보다 더 건강하고, 더 행복하게 내 삶을 누리며 온전하게 나를 위한 인생을 뚜벅뚜벅 걸어가겠다.

알아두세요

1   6개월 검진 후 외래 진료 시에는 촉진을 통해 이상 유무를 확인합니다.

2   대학병원 진료 시에는 미리 질문할 것을 메모해서 짧은 시간 안에 의사 선생님과 최대한 많은 대화를 나누세요.

유방암, 잘 알지도 못하면서

나는 왜 암에 걸렸을까?　3장

내가 암에 걸린 이유

누구나 암에 걸리면 한 번쯤 내가 왜 암에 걸렸을까 생각하게 된다. '나는 술도 많이 마시지 않고, 고기를 많이 먹는 것도 아니고, 담배도 피우지 않는데 대체 왜?' 이런 생각들 말이다.

그런데 내가 암을 진단받았을 때 든 생각은 '아, 결국 암에 걸렸구나.'였다. 유전자 검사를 통해 나의 유전자에 암을 유발하는 유전자 변이는 없음을 확인한 바 있다. 친인척 중에 암 환자가 많으니 가족력이 있다고 볼 수 있지만, 가족들이 암에 걸렸다고 해서 모두가 암에 걸리는 것은 아니다.

내가 생각한 암에 걸린 명백한 원인은 '극심한 스트레스'였다. 악성 종양이 처음 내 오른쪽 가슴에 자리 잡았을 무렵, 나는 극심한 스트레스 환경에 노출되었다. 그 무렵 세 살배기 딸아이를 처음 어린이집에 보냈는데 그것이 사단이었다. 코로나로 계속 가정보육을 하다 28개월 소은이를 처음 어린이집에 보냈다. 아이가 어린이집에 가고 일주일이 되던 날, 사건이 발생했다. 집에 온 아이가 계속 불안해하며 잠을 이루지 못하고, 겨우 잠에 들어도 바로 경기를 일으키며 눈이 뒤집혀 울었다. 아이가 그렇게 우는 것은 처음 보았다. 그리고 아이의 입에서 나와서는 안 될 말이 나왔다.

"선생님이 계속 소리쳤어. 뚝! 뚝! 뚝!"

"선생님이 그만! 그만! 소리쳤어."

"엄마 무서워, 무서워."

아직 말을 제대로 하지 못하는 아이였지만 일관되게 선생님이 소리쳤다는 의사를 표시하였기에 이상하다는 생각을 떨칠 수가 없었고, 일단 어린이집을 며칠 보내지 않기로 했다. 아이 상태는 며칠이 지나도 호전되지 않았고 알아보니 아이의 담임교사로 인해 어린이집을 퇴소한 아이들이 있었다. 단순히 어린이집 부적응이라고 치부하기에는 꺼림칙해서 결국 어린이집에 CCTV 열람을 요청했다. 이때까지만 해도 설마, 우리 아이에게 심각한 일이 있었을 거라고는 생각하지 못했다.

그저 그날 아이에게 무슨 일이 있었는지를 확인하고자 했는데 어린이집에서 CCTV 즉시 열람을 거절했다. 나는 지금 당장 학부모들에게 동의 절차를 밟고 CCTV를 보여주지 않으면 경찰을 부르겠다고 했다. 실랑이 끝에 겨우 CCTV를 확인할 수 있었고 며칠 동안 아이가 왜 그토록 힘들어했는지 알 수 있었다.

아이는 오열하며 한 시간 동안 방치되어 있었다. 교실 한가운데에서 딸아이가 울고 있는데 누구 하나 아이를 안아주지 않았다. 보조교사를 포함하여 네 명의 어른이 있었지만 모두 장난감을 치우는 데 몰두할 뿐 아이가 우는 걸 신경 쓰지 않았다. 아이는 목이 터져라 서럽게 울며 애타게 엄마를 찾았다. 딸아이는 그 교실에서 마치 투명인간 같아 보였다.

교실에서 울던 아이는 바깥놀이 시간이 되자 놀이터로 나갔지만 장소가 바뀌어도 울음을 멈추지 못했다. 놀이터에서도 시종일관 울고 있었다. 어찌나 크게 울었는지 놀이터에 있는 아이들이 모두 소은이를 둘러싸고 쳐다보고 있을 정도였다. 한참 뒤에 아이들이 교실로 돌아왔지만 소은이는 여전히 울음을 멈추지 못했다. 담임교사는 우는 아이를 내버려 두었고, 아이가 안아달라고 손을 내미는데도 계속 거절하는 사인을 보냈다. 무서운 표정을 지으며 그만 울라고 하는 모습, 뚝! 뚝! 뚝! 그치라고 다그치는 모습이 영상에 고스란히 나왔다. 소리가 들리지 않아도 얼굴과 표정으로, 그녀의 감정과 기운을 느낄 수 있었다.

교실에서 아이가 목놓아 우는 동안 담임교사는 단 한 번도 아이를 다독이지 않았다. 결국 얼굴도 모르는 보조교사가 와서 아이를 꼭 안아주자 아이가 안겨서 서럽게 우는 장면이 나왔다. 그렇게 한 시간이 흐르고 엄마가 데리러 올 시간이 되자 담임교사는 아이를 내보내기 직전 아이 얼굴을 거칠게 물티슈로 박박 닦은 후 아무 일도 없었다는 듯이 아이를 내보냈다.

CCTV를 다 보고 나니 말문이 막혔다. 내 앞에 고개 숙이고 있는 담임교사를 보며, 말문이 막혀 아무런 말도 나오지가 않았다. 너무 멍해서 따질 기운도 남아 있지 않았다. 원장은 아이가 안정될 때까지 심리 치료를 받을 수 있게 비용을 지원해주겠다고 했다. 원장과 담임교사가 눈물을 보이며 사죄했지만 정작 울고 싶은 건 나였다. 일면식 없는 아이가 길바닥에서 울어도 지나가는 어른이라면 한 번쯤은 돌아보게 마련인데, 어떻게 담임교사가 아이를 그렇게 울게 내버려 둘 수 있을까. 애처롭게 허공으로 손을 뻗는 아이를 왜 단 한 번도 안아주지 않은 것일까.

'때리는 것만이 학대가 아니다. 저것은 아이에게 정서적인 폭력이다.'라고 따지고 싶었는데 입을 뗄 수가 없었다. 말을 시작하면 눈물이 나올 것 같아 아무런 말도 할 수가 없었다. 고작 28개월 된 어린아이였다. 아이가 가정을 벗어나 처음 만난 사회에서 철저하게 무시당하고, 아무리 울어도 엄마는 오지 않는다는 좌절과 무력감을 느꼈을 것을 생각하니 피가 거꾸로 솟았다.

아이는 그 후 오랫동안 트라우마에 시달렸다. 새로운 어린이집을 찾았지만 분리불안이 심해져 엄마와 잠시도 떨어질 수 없었다. 명랑하고 밝았던 아이의 태도가 180도 변했다. 첫 기관에서 적응을 잘해 첫날부터 밥을 먹고 왔던 아이가 그 사건 이후 엄마가 같이 있어도 교실에 들어가질 못했다. 잘 놀다가도 엄마가 교실 밖으로 나가려 하면 기겁을 하고 극도로 불안에 떠는 모습을 보였다.

코로나로 인해 적응 기간을 오래 가질 수 없어 4일만 아이와 함께 등원할 수 있었고, 적응 기간이 끝나고 아이를 혼자 보내려 했으나 아이는 필사적으로 내게 매달렸다. 아이를 바라보는 선생님들도 '저 아이는 아무래도 기관에 다닐 수 없겠다.'라는 눈빛이었다.

왜 우리 아이에게 이런 일이 생긴 것일까. 복직까지 한 달도 남지 않았던지라 나는 어떻게든 아이를 기관에 보내야 했다. 이대로 포기할 수 없었다. 지금 기관에 보내지 않으면 아이가 더 움츠러들고, 엄마와 떨어질 수 없을 것 같았다. 아이에게 세상이 그렇게 무서운 곳이 아님을, 따뜻한 선생님도 있음을, 집이 아닌 곳에서도 행복하게 지낼 수 있음을 알려주고 싶었다.

당시 소은이는 분리불안 외에도 정서적으로 매우 불안해서 낯선 사람을 극도로 무서워하여 다가가지 못하고, 심하면 경기를 일으키며 울어댔다. 무서워하는 사람의 인상착의도 특정하기 어려웠다. 우리는 모르는 그 어떤 요소가 아이를 끊임없이 자극하는 듯했다. 엘리베이터 타기를 두려워하고, 오토바이라도 지나가면 "무서워, 무서워."를 외치며 바들바들 떨었으며 주차장과 같은 어둡고 밀폐된 공간에서 경기를 일으켰다. 외출이 거의 불가능했다.

가정에서도 불안 증세는 계속되었다. 드라이어를 켜면 그 소리에 과민하게 반응했고, 물이 무서워 머리를 감을 수도, 욕조 안에 들어가 샤워를 할 수도 없는 지경이 되었다. 밤마다 악몽을 꾸며 울면서 깨는 지옥 같은 날이 반복되었다.

나는 아동상담센터로 발길을 돌렸지만, 아이와 맞는 센터를 찾기도 쉽지 않았다. 첫 상담센터에서 상처만 받고, 두 번째 센터에서 시간만 낭비하고, 세 번째 센터에서 실낱같은 희망을 보았다. 상담 결과 아이는 외상 후 스트레스 상황이고, 그 트라우마는 최소 6개월은 갈 것이라 하였다. 유창히 말할 수 있는 나이였다면 차라리 나을 텐데, 아직 아이가 너무 어려서 문제였다. 보다 정확한 검사를 위해 K-CBCL 검사(유아 행동평가)라는 심리평가를 실시했다.

그 결과 아이는 문제행동 총점에서 준임상 범위에 들고 있으며 특히 내재화 문제*에서 임상 범위**에 드는 큰 어려움을 겪고 있는 것으로 파악되었다. 내재화 문제의 하위인 불안, 우울 및 수면

◆   내재화 문제란 우울, 위축, 불안 등 개인의 정서 및 행동상의 어려움이 외적으로 표출되기보다는 내면적인 어려움을 야기하는 상태를 말한다.

◆◆ 임상 범위란 문제가 있을 가능성을 고려해야 하는 범위이다.

문제에서 백분위 99점으로 매우 높은 수치를 보이고 있었으며 정
서적 반응성 또한 준임상 범위에 속하고 있었다. 결국 '전문상담사
의 치료적 개입이 필요하고 타인에 대한 신뢰 및 안정감을 획득하
기까지 시간이 필요하다. 다각적인 도움이 지속적으로 요구된다.'
라는 소견서가 나왔다. 도저히 복직이 불가능한 상황이었다.

일단 분리불안이 해결되어야 새로운 어린이집에 적응할 수 있
었기에 나는 필사적으로 노력했다. 일주일에 두 번, 놀이 치료를
하고 행복한 기억으로 나쁜 기억을 덮을 수 있을까 싶어 온 가족이
여행을 가기도 했다.

다행히 따뜻하고 좋은 선생님들을 만나 아이는 서서히 어린이
집에 적응해갔다. 처음 엄마를 찾으며 불안해하던 아이는 차츰 선
생님의 무릎 위에서 놀고, 밥도 먹고, 친구들과도 잘 지내는 듯 보
였다. 놀이 치료를 한 달 정도 지속하며 분리불안을 극복하고 어린
이집에 적응했지만 나머지 정서적 반응들은 해결되지 못했다. 결
국 상담 선생님과 상의 끝에 소아 정신과를 예약했다.

정신과 의사는 나의 이야기를 듣고, 그날의 경험이 세 살 아이
가 감당하기에는 너무 가혹한 경험이었으며, 지금처럼 놀이치료
를 하는 것 외에는 병원에서 아이에게 해줄 수 있는 게 없다고 했
다. 아이가 너무 어렸기 때문에 의사와의 면담도 불가능했고, 결국
아이가 회복하는 데에는 부모의 각별한 관찰과 돌봄이 필요하다

는 게 결론이었다.

결국 나는 학교에 지금의 사정을 얘기하고 육아휴직 연장을 요청했으나 여러 여건상 받아들여지지 못했다. 직장을 그만두고 아이를 돌보아야 하는지 고민하기 시작했다. 그러나 엄마와의 애착에 문제가 있는 게 아니었기 때문에 내가 직장을 그만두고 아이와 더 많은 시간을 보낸다고 해서 아이가 나아질지도 알 수 없는 일이었다. 결국 일주일에 두 번 상담센터를 방문하는 날만 육아시간을 쓰는 것으로 협의하고 2학기에 복직을 했다.

복직 후, 삶은 더 피폐해졌다. 매일 왕복 세 시간의 거리를 출퇴근하며, 집에 와서는 여전히 불안해하는 소은이를 돌보고, 학교에서는 코로나 이후 달라진 업무에 적응하느라 정신없는 나날을 보냈다. 원래부터 체력이 좋은 편도 아닌 데다 소은이가 잠든 새벽이 되어서야 잠이 드니 늘 수면 부족에 시달렸다.

아침 6시 반에 일어나 출근하고 오후 6시 반에 집에 오면 아이는 감당할 수 없게 화가 나 있었다. 이유 없이 "엄마 싫어."를 외치며 나의 마음을 아프게 했다. 손톱 주변의 살을 계속 뜯어서 상처가 나고, 입술을 뜯어서 피가 마를 새가 없었다.

해가 바뀌고 아이는 네 살이 되었지만 여전히 머리를 신생아처럼 안아서 감겨야 했고, 배변도 변기에 하는 법이 없었다. 변비에 걸려 대변을 보기 힘들어도 절대 변기에 가서 하지 않겠다고 버티기 일쑤였다. 두 시간 동안 소변으로 젖은 바지를 입고 어정쩡한 자세로 서서 누군가 가까이 다가가려 하면 소리를 질러댔다. 훈육을 하려 하면 아이는 발작 수준으로 울어댔다.

남편도 수면제 없이는 잠을 자지 못했다. 자기가 육아휴직을 내든지, 내가 사직을 하든지 이대로는 못 살겠다며 수명이 짧아질 것 같다는 말을 했을 때 앞으로 어떻게 살아야 할지 막막하고 눈물이 났다. 마음이 무너져 내렸다. 할 수 있는 모든 것을 다 했는데 아이는 여전히 나아지지 않고, 우리 부부의 삶은 피폐해져 있었다. 부부싸움이 늘었고, 더 이상 상담을 받는 것도 의미가 없게 느껴졌다. 센터를 바꾼다고, 소아 정신과를 찾아간다고 될 일이 아니었다. 그야말로 희망이 없었다.

그 무렵 암을 진단받았다. 어찌 보면 당연한 결과처럼 느껴졌다. 9개월을 극심한 스트레스 속에 살았으니 몸도 마음도 정상일 수 없었다. 스트레스는 만병의 근원이라는 너무 많이 들어서 별 감흥도 없는 식상한 말이 그제야 가슴에 꽂혔다. 바쁘다는 이유로 매일 인스턴트 식품을 달고 살았다. 채소는 거의 먹지 않는 식습관에 운동 부족까지 겸비했으니 나는 암에 걸리기 좋은 조건을 모두 갖춘 셈이었다.

암에 걸리고 나서 나는 주변 사람들에게 이렇게 조언한다. 혹시 스트레스 상황에 노출된다면 어떻게든 그 상황을 피하거나 바꾸라고. 스트레스를 받는 성격을 한순간에 바꾸기는 어렵지만 스트 레스를 받는 환경을 벗어나는 건 조금의 여지가 있다. 스트레스를 주는 사람이 있다면 가능한 만나지 말고, 스트레스를 받는 일이 있 다면 손해를 보더라도 좀 포기하고, 최대한 스트레스를 줄이는 것 만이 살길이다.

나는 질병 휴직을 내며 일을 잠시 쉬어가기로 했다. 휴직하며 학교와 학생들에게 미안했고, 가정에도 경제적 손실이 컸지만 스 트레스를 줄이고 건강을 회복하는 데는 그게 최선의 선택이었다.

알아두세요

1   암의 원인은 복합적이지만 가장 큰 원인은 '스트레스'입니다.

2   성격을 한순간에 바꾸기는 어렵지만 환경을 조절하기는 그보다 쉽습니다. 스트레스 환경을 벗어나기 위해 노력하고, 최대한 스트레스를 받지 않도록 노력하세요.

맘모톰 시술 후 나타난
악성 종양

2020년 9월 14일. 내 몸에 악성 종양이 육안으로 발견된 날짜이다. 처음 혹이 발견된 것은 건강검진을 통해서였다. 유방 초음파 검사 결과 오른쪽 유방에 1.06cm 혹이 있으니 정밀검사를 받아보라는 소견이었다. 일주일 뒤 나는 동네 유방외과를 예약했다. 유방외과에서는 바로 맘모톰 시술을 권했다. 그때 맘모톰에 대해 처음 알게 되었다. 맘모톰의 사전적 정의는 다음과 같다.

'진공 장치와 회전 칼이 부착된 바늘을 이용하여 유방조직을 잘라 적출하는 진단법'

맘모톰은 유방조직 검사의 한 방법인데 전신마취나 피부의 큰 절개 없이 유방의 종괴를 조직검사할 수 있는 기구의 이름이다. 초음파를 보면서 피부에 5mm 정도의 작은 절개를 넣고 컴퓨터로 작동되는 조금 큰 바늘을 사용하여 조직을 잘라 적출한 후 양성 종양인지 악성 종양인지 알아내는 방법이다.

수술 없이 유방조직을 얻을 수 있는 것이 장점이고, 단점은 비용이 비싸다는 것이었다. 의사는 간단한 시술이라며 오늘 당장 받고 가라며 맘모톰 시술을 적극 권했지만, 나는 마음의 준비가 되지 않는다는 핑계를 대고 이틀 뒤로 날짜를 예약했다. 다음날 다른 동네 유방외과를 찾아 한 번 더 초음파 검사를 했다. 그 의사는 맘모톰이 아닌 총조직검사를 권했다. 일단 총조직검사를 하여 어떤 조직인지 파악하고 양성 혹이면 뗄 필요 없이 추적 관찰하자는 것이었다.

하루 동안 엄청나게 고민을 했다. 5일 뒤면 복직이 예정되어 있었다. 학교에 복직하면 평일에 맘모톰 시술은 거의 불가능했다. 총조직검사를 하고 혹시 떼어낸 게 나쁜 혹이면 다시 맘모톰을 받아야 했다. 결국 나는 맘모톰 시술을 처음부터 권유한 첫 번째 병원을 선택했다. 시술은 부분마취로 당일 입·퇴원 하는 비교적 간단한 시술이었다. 일주일 뒤 맘모톰 결과가 나왔다. 그때도 암일 것이라고는 생각도 하지 않았고, 결과는 예상대로 유방의 섬유선종이었다. 즉 암이 아니었다.

문제는 시술 직후 시술 부위 위쪽으로 전에 없던 멍울이 잡히기 시작했다는 것이다. 시술 2주쯤 뒤 병원을 다시 찾아 멍울에 대해 얘기하고 초음파를 보았다. 의사는 혈종의 가능성을 얘기했다. 시간이 지나면 사라질 거니 3개월 뒤 내원을 권했다. 맘모톰 시술을 할 때는 없던 1cm의 혹이 2주 만에 생겼으나, 나 역시 혈종이겠거니 생각하고 별다르게 생각하지 않았다. 그게 바로 문제의 암인지도 모른 채.

약속된 3개월 뒤 나는 좀 더 큰 대학병원에 가봐야 할 것 같아 근처 대학병원을 예약했다. 아무래도 대학병원의 진료 없이 동네 병원에서 맘모톰 시술을 한 것이 마음에 걸렸다.

유방조직 검사의 세 가지 방법

▶ 세침 흡인 세포검사(미세침 흡인생검, 세침 흡인생검)
가느다란 바늘의 주사기를 사용해 암이 의심되는 조직을 뽑아 검사하는 방식이다. 간편하지만 얻어내는 조직의 양이 적어 암 진단이 어려울 수 있다.

▶ 총조직 세포검사
세침 흡인보다 다량의 조직을 채취할 수 있다. 가는 바늘이 아닌 굵은 바늘을 장전하여 5회 정도 발사하여 병변 부분의 세포를 얻어낸다.

▶ 맘모톰 생검술
진공 흡인 장치가 부착된 바늘을 삽입하여 초음파로 보면서 병변 부위를 도려내어 세포를 얻어낸다. 채취와 함께 유방 양성 결절 제거도 가능하다.

그때 하필이면 예약한 대학병원에 코로나 확진자가 발생하여 예약을 취소했다. 멍울은 계속 만져졌고 나는 시술한 병원에 왠지 모를 불신이 들어 다른 동네 병원을 예약했다. 그 병원에서는 멍울을 수술로 인한 혈종이 아닌 새로운 혹으로 진단했다. 크기는 1.9cm, 3개월 사이 0.9cm가 자라 있었다.

이때 심각성을 알아챘어야 하는데, 의사는 3개월을 또 지켜보자고 했다. 3개월이 흘러 병원을 갔을 때 드디어 의사가 총조직검사를 해보자고 했다. 그러나 평일 진료가 어려운 교사라는 직업 특성 상, 토요일에 검사를 하려니 한 달을 더 기다려야 했다. 어영부영 세월이 흘렀다. 멍울의 존재를 알고도 8개월을 방치한 결과 혈종인 줄 알았던 혹이 악성 종양, 암이라는 진단을 받게 되었다.

돌이켜보면 얼마나 어리석었는지 모르겠다. 병원을 두 군데나 갔지만 추적 관찰만 하며 치료의 시간을 낭비한 셈이다. 만일 첫번째 병원에서 이상한 것을 느끼고 조직검사를 바로 실시했더라면, 만일 두 번째 병원에서라도 바로 조직검사를 해주었더라면, 만일 처음부터 큰 대학병원에 갔더라면, 암세포가 그렇게 커지지는 않았을 텐데.

우리 몸에는 수많은 암세포가 '생겼다 없어졌다'를 반복한다고 한다. 지금 이 순간에도 눈에 보이지 않는 수많은 암세포가 우리 몸에 있지만 면역 세포가 이를 감지하고 암세포를 제거하는 것이다. 그런데 2주 동안 무슨 일이 있었기에 암세포가 그렇게 빠르게 성장할 수 있었을까? 암세포는 우리 몸의 면역이 떨어지고, 세포가 각자의 역할을 정상적으로 수행하지 못해 일어난다고 하는데 맘모톰 시술이 그 기폭제가 된 걸까? 애초에 맘모톰 시술을 하지 않았다면 어땠을까?

의문이 꼬리에 꼬리를 물지만 아무도 이 질문에 답을 해주지는 못했다. 아니 관심이 없다는 표현이 더 맞을 것이다. 병원은 왜 암세포가 생겼는지가 아니라 나타난 암세포를 어떻게 제거하는지에만 관심이 있었다. 누군가는 첫 번째 병원에서 원래 있던 종양을 미처 발견하지 못한 게 아니냐고 하였다. 그러나 맘모톰 시술 전 방문했던 또 다른 병원에서도 그 종양을 발견하지 못했으니, 있던 걸 발견하지 못한 게 아니다. 초음파는 비록 2주 후에 했지만 내 기억으로는 시술 직후 멍울이 만져졌으니 그야말로 '혹 떼러 갔다가 혹을 붙인 기분'이었다.

암의 원인은 현대 의학으로 정확히 밝혀진 바 없으니, 그 누구도 맘모톰 시술이 암세포 증식에 영향을 주었는지에 대한 질문에 답을 하긴 어렵다. 암세포가 단기간에 그렇게 급속도로 커질 수 있는 것인지, 아니면 처음에 수술로 인해 생겼던 혈종이 암세포로 변한 것인지, 아니면 그 누구도 답할 수 없는 문제인 건지. 이 문제를 밝힐 수 있다면 노벨 의학상 감이려나.

혹시 유방조직 검사나 유방 초음파 검사를 앞두고 있다면 꼭 큰 병원에 갈 것을 권한다. 동네 병원에서 암에 관한 가족력을 의심하고 한 번이라도 나에게 가족 중 암 환자가 있는지 물어봤더라면, 암의 가능성을 열어두고 조직검사를 바로 했더라면, 아마 지금 내 암의 기수가 달라져 있을지도 모른다.

알아두세요

1   유방에 혹이 생기면 미루지 말고 빠른 시일 내에 조직검사를 실시하세요.

2   맘모톰 시술 후 혹이 생기면 혈종의 가능성도 있지만 새로운 종양일 가능성도 배제하지 마세요.

3   암에 대해 가족력이 있는 분은 더욱 적극적으로 검진을 받아야 합니다.

사소한 일에 목숨 건 이야기

'사소한 일에 목숨 걸지 마라.'

심리학자 리처드 칼슨은 우리가 목숨을 걸고 싸우는 일의 대부분은 사소한 문제라고 하면서 사소한 일에 목숨을 걸지 말라고 했다. 따지고 보면 목숨을 걸 만한 중대한 일은 없으니 목숨 걸고 싸우지 말고 초연하게 살아가는 것이 행복의 비결이라는 것이다. 그런데 나는 그야말로 사소한 일에 목숨을 걸며 골든타임을 놓쳤다.

맘모톰 시술을 한 직후 다시 혹이 발견되었을 때, 의사는 내게 수술 직후 생기는 혈종일 것이라 말했다. 그때 내가 의사를 믿지 못하고 병원을 옮긴 것은 의사의 태도 때문이었다. 맘모톰 시술 후 유두가 함몰되는 증상이 나타났는데 의사는 그럴 리가 없다고 했다. 인터넷을 찾아보니 유두함몰은 시술 후 나타나는 부작용 중 하나였다. 그리고 시술한 곳에 새끼손톱만 한 흉터가 생겼는데 시술 전 흉터연고를 처방해주겠다는 말과 달리 시술을 하고 나서는 아무런 조치를 취해주지 않았다. 사소했지만 언짢았고, 언짢은 기분이 들자 맘모톰 시술도 안 해도 되는 걸 한 건 아닌지 괜한 의심이 들었다.

지금 생각해보면 그 정도 일쯤은 가볍게 넘기고 의사를 믿었으면 좋았을 텐데, 사소한 일에 목숨을 건 나 자신이 후회스럽다. 그때 혈종으로 의심했던 것은 사실 악성 종양이었고, 병원을 옮기는 과정에서 조직검사가 지체되어 결국 암세포를 키운 꼴이 되고 말았기 때문이다.

막상 암을 진단받자 새끼손톱만 한 흉터 따위는 눈에 들어오지도 않았다. 진단받았을 때 내 심정을 돌이켜보면 가슴을 전부 도려내도 좋으니 살고 싶었다. 수술로 인해 유두가 없어질 수도 있는데 유두 함몰이나 걱정했던 내 자신이 한심하게 느껴졌다. 암 수술 후 새끼손톱이 아니라 가운뎃손가락만 한 긴 흉터가 생겼지만 아무렇지도 않았다. 매일 흉터연고를 바르면서 그때의 내 선택을 후회했다. 그깟 작은 흉터가 뭐라고 내 목숨을 걸었을까.

생각해보면 사소한 일에 목숨 걸며 산 일이 많다. 지나고 보면 별일도 아닌 일에 화를 내고 신경을 쓰고 스트레스를 받았다. 너무 애쓰고 너무 마음 쓰고 너무 땀 흘리며 살았다. 조금만 감정의 불편을 겪어도 견디지 못했고 누가 조금만 서운한 말을 해도 몇 번이나 곱씹고 고민했다.

이제 더 이상 그렇게 살지 않기로 했다. 불완전한 상태에도 만족하고, 이 문제가 앞으로 1년 후에도 계속될 것인가를 질문해보기로 했다. 그러면 답이 나온다. 당장의 사소한 일에 괴로워하지 말고, 스쳐가는 일들에 대하여 지나치게 마음 쓰지 않고 스스로에게 정말로 중요한 것이 무엇인지 깨달을 수 있으면 좋겠다.

알아두세요

1　유방암은 암세포의 부위에 따라 부분절제와 전절제로 수술 범위가 달라집니다. 부분절제를 할 경우 유방의 전체 모양은 유지되고 수술한 부위의 흉터만 남습니다.

2　사소한 일에 연연하지 마세요. 이 문제가 앞으로 1년 후에도 계속될 것인지를 질문해보고, 그러지 않다면 너무 신경 쓰지 않아도 됩니다.

수술이 끝나고 방사선치료가 시작될 즈음, 면역치료에 대한 선택으로 고민이 극에 달했던 시절 처음 유방암 진단을 내렸던 동네 유방외과 원장님이 내게 이런 말을 했다.

"강진경 님, 그렇게 공부해서 전교 1등 하실 거예요? 암은 그렇게 해서 낫는 병이 아니에요. 좀 내려놓으세요. 그렇게 초반에 달리면 지칩니다."

영양제를 한 보따리 싸 들고 다니며 묻는 나를 걱정하며 원장님은 이렇게 말했다. 이 말을 듣고 '그래, 남들은 의사가 하라는 대로 편하게 사는데 나만 왜 또 이러고 있지? 이런 성격이니 스트레스를 받지.'라는 생각에 쓴웃음이 나왔다. 하지만 암은 공부를 하며 스트레스를 받아서는 안 되지만, 공부를 아예 안 해도 안 되는 병이다. 암은 의사가 고쳐준다고 끝나는 병이 아니다. 내가 바뀌어야 낫는 병이다.

유방암 진단 후, 나는 꽤 오랫동안 다섯 가지 질문으로 스스로를 괴롭혔다.

첫 번째, 수술 및 방사선, 항암, 항호르몬치료 등 여러 노력에도 불구하고 암은 왜 쉽게 전이되고 재발하는 걸까?

두 번째, 나의 경우 맘모톰 시술 후 갑자기 다른 종양이 생겨난 이유가 무엇이고, 그 종양이 순식간에 커진 원인은 무엇인가?

세 번째, 암의 치료법에 있어 주류의학과 기능의학이 대립되는 이유는 무엇인가? 왜 암이라는 공통된 병을 두고, 주류의학과 기능의학의 입장이 다른가?

네 번째, 주류의학에서는 왜 제약회사의 처방약만 처방하고 영양보충제를 이용하지 않는가?

다섯 번째, 과배란 및 인공수정, 시험관 시술 등의 난임 시술이 호르몬 양성 유방암에 영향을 줄 수 있는가?

나는 다섯 가지 의문에 대해 책을 읽고 유방암을 공부하며 해답

◆ NK세포(natural killer cell)란 바이러스에 감염된 세포나 암세포를 직접 파괴하는 면역세포를 말한다.

을 찾았다. 의문이 해소되면서 마음의 안정을 찾았고, 앞으로 어떻게 암을 관리할 것인가에 집중할 수 있었다. 우리 몸의 암세포는 계속 생성과 사멸을 반복하고 있고, 면역체계가 무너져 NK세포°가 기능을 제대로 하지 못하면 암은 언제든 다시 나타날 수 있다. 암을 치료하기 위해 시행하는 방사선치료와 항암치료가 오히려 면역체계를 파괴하는 경우도 있다. 그러므로 병원에서 암을 치료했다고 해서 전이와 재발에서 자유로울 수 없고, 스스로가 체내 환경을 바꾸어 암이 더 이상 자랄 수 없는 환경을 만들어야 한다. 나는 어떤 치료가 최선일지 선택하기 위해서, 암의 재발을 막는 체내 환경을 만들기 위해서 암에 대한 공부를 계속해야만 했다.

— 알아두세요 —

1   환자는 암을 공부해서 스스로 치료의 주체가 되어야 합니다.

2   우리 몸의 암세포는 계속 생성과 사멸을 반복하고 있고, 면역체계가 무너져 NK세포
     가 기능을 제대로 하지 못하면 전이와 재발이 일어납니다.

지금 당신의 몸에도
암세포가 있다

• 수술 및 방사선치료, 항암치료, 항호르몬치료 등 여러 노력에
도 불구하고 암은 왜 쉽게 전이되고 재발할까?

암세포란?
정상인 조직세포가 어떤 원인으로 무제한 증식하여 그 생체의
생활 현상이나 주위의 조직 상태 등에 관계없이 급속한 발육을
계속하여 마침내는 생명을 끊게 하는 악성의 신생물이라고도
볼 수 있는 세포이다.

♦ 두산백과

제목이 다소 자극적일 수 있으나 이것은 내가 꾸며낸 이야기가 아니다. 나도 암에 걸리기 전까지는 몰랐다. 나 역시 암세포는 하늘에서 뚝 떨어지는 줄 알았고, 수술해서 암세포를 들어내면 암이 완치되는 줄 알았으며, 암이 온몸에 퍼져 수술이 불가능한 사람만이 항암치료를 받는 줄 알았다.

그런데 내가 암에 걸리고 보니, 말기 환자가 아니어도 암의 타입과 기수에 따라 항암치료는 해야 하고, 수술을 해도 암은 언제나 다시 걸릴 수 있으며, 치료를 한다고 해서 모든 암세포가 우리 몸에서 사라지는 것이 아니었다. 그 이유는 암세포는 지금도 우리 몸에서 열심히 만들어지고 있기 때문이다. 건강한 사람일지라도 말이다. 그렇다면 지구상에 암 환자가 넘쳐나야 할 텐데 왜 모든 사람이 암 환자가 되는 건 아닐까? 바로 암세포를 죽이는 NK면역세포가 매 순간 열심히 일을 하고 있기 때문이다.

NK세포란 우리 몸에서 암세포를 잡는 데 특화된 면역세포로 몸속에서 수상한 세포를 만나면 신호를 보내 정상세포인지 아닌지 확인한다. 그리고 이상한 징후가 포착되면 암세포에 구멍을 뚫어 세포를 없애는 중요한 존재이다. 그래서 건강한 사람들도 매일 암세포가 생겼다 없어졌다를 반복하고, 그렇게 생긴 암세포가 몇십억 개는 모여야 비로소 종양으로 발견되고 암을 진단받게 된다. 모든 사람이 평생 수백만 개의 암세포를 몸에 지니고 살며 모든 암의

90~95%가량이 발생했다가 저절로 없어진다는 사실을 당신은 믿을 수 있겠는가?

결국 내가 암에 당첨된 이유는 NK세포가 제 기능을 하지 못했기 때문이다. 그럼 NK세포를 약하게 만드는 요인에는 어떤 것이 있을까? 첫 번째는 나이, 두 번째는 스트레스, 세 번째는 항암치료라고 한다. 이 중 우리가 가장 쉽게 통제할 수 있는 것이 스트레스이다. 나이가 드는 것은 인간의 힘으로 막을 수 없고, 항암치료도 해야 하는 상황이라면 표준치료를 거부하지 않는 한 어찌할 수 없다. 그러나 스트레스만은 스스로 조절할 수 있다. 스트레스의 유무에 따라 NK세포 활성도가 50% 달라진다고 하니 스트레스가 우리 몸에 미치는 파급력은 상상 그 이상이다.

그런데 이렇게 중요한 내용을 병원에서는 설명해줄 수 없다. 면역체계가 고장 나서 암세포가 증식된 것인데 외과에서는 수술을 하고, 방사선과에서는 방사선을 쬐고, 혈종내과에서는 항암을 하면 모든 것이 끝나는 것처럼 환자를 대한다. 식단을 바꾸고, 영양제를 보충하고, 암을 키우는 모든 습관을 송두리째 바꾸어야 하는데도 불구하고 그런 얘기를 비중 있게 다루지 않는다는 것이 너무나 안타깝다. 그래서 많은 환자들이 병원의 표준치료가 끝나면 일상으로 되돌아가는 우를 범한다. 예전처럼 인스턴트 식품을 먹고, 스트레스 속에서 살아간다. 그리고 결국은 암 진단 이전의 나로 다시 돌아간다.

암이 전이와 재발이 많은 이유도 이 때문이다. 심지어 암 환자는 방사선치료와 항암치료로 인해 NK세포의 능력이 일반인에 비해 현저히 떨어진다. 그럼 악순환이 계속되는 것이다. 항암치료를 했는데도 재발이 되는 경우는 운이 나쁜 경우도 있겠지만 체내 환경이 암을 증식시키기 좋은 조건을 갖추고 있다는 것을 의미한다. 종양을 제거한다 한들, 몸속 환경이 바뀌지 않으면 암은 또 생겨날 것이다. 엄밀히 말하면, 암 수술 자체가 검사에서 감지 가능한 크기의 암 종양만 제거했음을 의미하기 때문이다. 그러므로 조건이 맞아떨어지면 암은 언제든 다시 나타날 수 있다.

나는 암 환자는 결코 예전처럼 살아서는 안 된다고 생각한다. 내 몸이 암에 잘 걸리는 환경임을 확인했는데 그 환경을 그대로 유지한다고? 정말 안 될 말이다. 물론 나의 체내 환경을 바꾸고, 습관을 바꾸고, 일상을 바꾼다는 것은 정말로 쉽지 않다. 이 글을 쓰고 있는 나도 진단을 받은 지 고작 1년이 됐을 뿐인데 처음의 단호했던 모습이 많이 옅어졌다. 한 입도 먹지 않을 것 같던 빵도 먹고, 과자도 먹고, 국수도 먹는다. 하루 만 보 걷기가 버겁고, 시간을 따로 내어 운동하기도 쉽지 않다. 간헐적 공복이 좋다는 것을 알지만 그것도 매일 지켜지지 않는다. 진단받은 지 아직 얼마 되지 않은 나도 이러한데, 수년의 세월이 흐르면 어떨까? 현대 사회에서 암 경험자로 살기는 그리 녹록하지 않다. 하지만 이 모든 것을 완벽하게 해내지는 못할지라도 실천하기 위해 어떻게든 노력을 해야 하고, 항상 잊어서는 안 된다.

일반인도 마찬가지이다. 암은 머나먼 딴 사람 이야기가 아니라 지금도 내 몸에서 일어나고 있는 세포 변이라는 것을 늘 기억하자. 스트레스를 받는 것은 극단적으로 말하면 자살 행위나 다름없이 나를 위험에 빠트리는 행위이다. 운동을 하지 않는 것도 마찬가지이다. NK세포를 활성화시키는 비밀은 바로 적절한 운동에 있기 때문이다. 그래서 운동은 암에 걸린 사람도, 건강한 사람도 꼭 해야한다. 아무리 강조해도 지나치지 않다.

'스트레스를 줄이고 운동하기.'

이는 비단 암에 국한된 이야기가 아니라 모든 질병을 예방하고 건강하게 사는 비결이다. 암 환자라면 목숨을 걸고 지켜야 하고, 일반인이라도 반드시 알아야 한다.

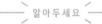

알아두세요

1   모든 사람이 평생 수백만 개의 암세포를 몸에 지니고 살며 모든 암의 90~95%가량은 발생했다 저절로 없어집니다. 우리 몸에서 암세포를 잡는 데 특화된 면역세포인 NK세포가 그 기능을 하기 때문입니다.

2   NK세포를 활성화시키는 비밀은 꾸준한 운동, NK세포를 높이는 음식 섭취, 스트레스 받지 않는 마음입니다.

맘모톰 시술은 나에게
어떤 영향을 미쳤을까?

• 맘모톰 시술 후 갑자기 다른 종양이 생겨난 이유와 그 종양이 순
  식간에 커진 이유는 무엇인가?

과연 맘모톰 시술이 암 발병에 영향을 미쳤을까 하는 의문은 풀
리지 않는 미스터리라 생각했는데 이 역시 책 속에 답이 있었다.

수술하는 것도 염증을 일으키나요? 그렇다면 수술 전후에 항염
증제를 사용하는 것이 유용하지 않을까요?

수술을 하면 염증반응이 일어나고 이에 뒤따라 흉터를 만들기
위해 섬유 소원이 생성된다. 결국 이들에 의해 암을 퇴치하는 중

요한 면역세포인 T-세포나 NK세포(자연 살해 세포)가 억제된다.

이 책의 저자는 수술이 염증을 일으키고 그것이 면역 세포를 억제하여 암을 유발할 수 있음을 미리 알고, 집도의의 반대에도 불구하고 대표적인 항염증제인 저용량 아스피린을 복용하기로 결정한다.(그러나 수술 일주일 전 아스피린 복용은 매우 위험하다. 수술 시 지혈이 잘되지 않아, 수술 시간이 길어지거나 합병증 위험도가 커지기 때문이다. 주치의 상의 없이 아스피린을 비롯한 항혈전제나 항응고제를 임의로 복용해서는 안 된다.)

나의 경우 맘모톰 시술을 하자마자 시술 이전에는 초음파에서 발견도 되지 않은 혹이 손에 만져질 정도로 크게 생겼다. 맘모톰을 시술한 의사는 혈종이라 추정했고, 다른 의사는 시술과는 연관이 없는 양성 종양이라고 했다. 두 의사 모두 조직검사 없이 추적 관찰할 것만을 권유했으나 그 혹은 악성 종양, 즉 암이었다.

기존 검사에서 발견되지 않던 혹이 갑자기 손으로 만져질 정도로 크게 자랐는데 아무도 암을 의심하지 않았다는 것이 안타까울 뿐이다. 시술이 염증을 일으키고, 염증은 결국 암을 유발할 수 있다는 희박한 가능성을 나에게 열어두지 않은 것이다.

◆ 《암을 굶기는 치료법》, 제인 맥를랜드, 한솔의학

책에서 해답을 얻고 난 며칠 뒤 기능의학병원 의사를 만나게 되었고, 나는 확인하는 심정으로 이 이야기를 꺼냈다. 맘모톰 시술이 암세포 증식에 영향을 줄 수 있는지를 물었고, 결과는 '예스'였다. 물론 그것만이 원인은 아니겠지만, 충분히 가능하다는 답변이었다.

혹자는 이미 지난 일을 그렇게 따져서 뭐 하느냐고 묻는다. 그러나 나는 암의 원인을 알아야 치료도 할 수 있다고 생각한다. 우리가 시험공부를 할 때 오답 노트를 만드는 이유는 내가 왜 그 문제를 틀렸는지 알고, 다시는 틀리지 않기 위함이다. 내가 암을 열심히 공부한 이유는 내가 왜 암에 걸렸는지를 알고, 다시는 암에 걸리지 않기 위해서였다.

암 진단 후 간단한 수술이라도 조심하는 마음을 갖게 되었다. 최대한 몸에 칼을 대지 말라는 옛 어른들의 말이 괜히 있는 것이 아닌 듯하다. 물론 불가피한 상황에서는 어쩔 수 없지만 말이다.

／ 알아두세요 ／

1   수술은 염증을 일으켜 면역세포를 억제할 수 있으니, 수술 전과 후에 면역 관리를 잘해야 합니다.

주류의학 vs 기능의학, 그리고 영양보충제

- 왜 암의 치료법을 주류의학과 기능의학이 대립하는가? 왜 두 입장이 다른가?
- 주류의학에서는 왜 제약회사의 처방약만 처방하고 영양보충제를 이용하지 않는가?

암에 대한 치료법을 공부하면서 가장 궁금했던 부분이다. 주류의학이란 기존의 대학병원에서 시행하는 표준치료(수술 및 일체의 화학요법)를 말한다. 기능의학이란 건강을 유지하기 위해 환경적 인자를 연구하고 정상적인 물질대사가 이루어지도록 하는 방법을 연구하는 학문으로 면역치료, 대사치료라고 이해하면 쉬울 것이다. 암에 관련한 책을 읽다 보니 주류의학과 기능의학은 물과 기름처럼 섞일 수가 없는 존재라는 걸 알게 되었다.

1970년대 주류의학과 대체의학이라는 별개의 두 진영이 등장했다. 두 진영 간의 싸움은 점점 격해졌고 서로 상대방이 틀렸다고 말하고 있다. 불쌍한 환자를 가운데 두고 서로 극도의 흥분을 하고 있다. 환자들은 누구의 말에 귀 기울여야 하고 무엇을 해야 하는가? 환자가 원하는 것은 오로지 병이 호전되는 것뿐이다. 정말 혼란스럽고 섬뜩하다.

환자는 오로지 병이 낫는 걸 원할 뿐인데, 환자들은 두 진영 사이에서 혼란과 두려움을 고스란히 감내해야 했다. 사실 이 문제는 애초에 결론을 낼 수 없는 문제였다. 의사들도 결론이 안 나는 싸움을 일반인이 내가 고민하고 있으니 머리만 아플 뿐이었다.

암의 치료법에 있어 주류의학과 기능의학이 대립되는 것처럼 느껴지는 이유는 두 진영이 암을 보는 관점이 다르기 때문이다. 주류의학에서는 암세포를 불태워 없애버리는 것으로 간주한다면, 기능의학에서는 암은 다시 살기 위한 치유의 과정이고 몸 전체가

◆ 《암을 굶기는 치료법》, 제인 맥클랜드, 한솔의학

살기 위해 암이 생긴 것으로 본다. 그리고 우리 몸의 자연치유의 힘을 믿는다. 주류의학이 이미 있는 암을 제거하는 데 중점을 둔다면, 기능의학은 암을 예방하는 데 더 중점을 둔다고 보면 될까?

우리나라에서 기능의학을 하는 의사들은 외국의 대체의학자와는 달리 주류의학도 수용하고 있다. 다만 암은 대학병원의 짧은 진료로 치료할 수 있는 단순한 병이 아니라고 본다. 그래서 기능의학자들은 중금속 검사를 통해 발암의 원인을 찾기도 하고, 영양 평가 등을 통해 암 환자의 면역력이 떨어지는 제3의 원인을 찾아내는 데 주력한다. 특히 항암치료를 받는 환자는 음식을 제대로 먹지 못하다 보니 영양이 심하게 결핍될 수도 있다. 현실적으로 대학병원에서는 이러한 것들을 전부 고려하여 치료를 하지 못하므로 기능의학에서 이러한 역할을 대신 하는 것이다. 기능의학은 주류의학적 지식을 갖고 있는 상태에서 주류의학에서 혹시라도 놓치는 사항들을 챙기면서 좀 더 확장된 진료를 하려는 학문이라 생각하면 될 것 같다.

이러한 기능의학자들의 노력에도 불구하고 주류의학에서 기능의학을 인정하지 않고, 보조요법을 돈 낭비로 치부하는 이유는 무엇일까? 그것은 기능의학을 제대로 공부하지 않고 환자를 상술로만 보는 일부 잘못된 기능의학의 행태 때문이다. 돈만 되면 아무 주사나 꽂고, 모든 환자에게 일률적으로 똑같은 치료를 하는 것은 잘못된 치료 방법이다.

그러다 보니 주류의학계에서 이러한 무분별한 치료를 견제하고, 환자의 상태가 더 나빠지는 것을 막기 위해 기능의학의 모든 치료를 부정하게 되는 안타까운 결과가 나온 것 같다는 생각이다.

하루에도 수많은 환자를 진료해야 하는 대학병원의 형편상, 각각의 환자에게 짧은 시간밖에 할애할 수 없다는 것도 이해는 된다. 그러나 대학병원의 진료가 아쉬운 것도 사실이고, 기능의학 병원들 중에 환자를 돈으로만 보는 곳이 있는 것도 사실이고, 환자들이 불안한 것도 사실이다.

결국 어떤 견해를 따라 치료해나갈지 선택하는 것은 환자의 몫이다. 주류의학의 표준치료를 따르되 맹신하지 말고, 환자에게 도움이 되는 치료를 제시하는 좋은 의사를 만나는 것이 환자가 할 수 있는 최선의 선택 아닐까?

그럼, 이쯤에서 다시 '주류의학에서는 왜 제약회사의 처방약만 처방하고 영양보충제를 이용하지 않는가?'라는 질문에 답을 구해 보자.

앞의 질문과 일맥상통하는데 우선 영양보충제의 복용은 기능의학의 범주에 들어간다. 그러므로 대학병원에서 굳이 나서서 영양보충제를 권할 이유는 없다. 그런 이유 외에도 '제약회사의 음모론'에 대한 이야기가 흥미를 끌어 소개한다. 여기서의 핵심은 암은 제약회사에 있어 다른 무엇보다도 중요한 산업이라는 것이다.

이 약들은 모두 값이 싸고 특허도 만료되어 있다. 값이 싸고 특
허가 만료되었다는 이유만으로 항암 효과가 있음을 보여주는
많은 연구에도 불구하고 제약업계에서는 관심을 가지지 않는
다. 제약회사들은 사람을 치료하는 것보다 돈을 버는 데 훨씬 더
큰 관심이 있다. ⋯ 〈중략〉 ⋯ 제약회사는 화학요법 치료, 방사
선치료, 수술 혹은 표적치료제나 면역치료제 이외에는 어떤 것
들도 시도되길 원하지 않는다. 거대 제약회사는 어떤 자연 물질
이 특허가 있는 약물로서 수익성이 좋다고 계산될 때까지는 당
신보다도 더 자연물질에 대해 모를 수 있다.

다시 말하면 제약회사는 암의 예방에는 관심이 없으며, 치료 행
위를 유지하는 것에만 관심이 있다. 또한 암은 이들에게 거대한 산
업이므로 기능의학에서 사용하는 값싼 치료제나 몇 푼 되지 않는
비타민C로 항암제를 대체할 이유가 없다.

주류의학은 질병의 원인보다 증상에 대한 치료가 먼저이다. 암

◆ 《암을 굶기는 치료법》, 제인 맥클랜드, 한솔의학

에 걸려 병원에 갔을 때 "우리 그동안 무엇이 문제였는지, 암의 원인에 대해 연구해봅시다."라고 말하는 의사는 없다. 의사가 봐야 할 환자가 너무 많고, 암의 원인 역시 한 가지로 밝히기 어렵다는 것도 안다. 암은 그 원인을 찾아내고 자신의 체내 환경을 바꿔야 낫는 병이다. 병원에서 해주지 않으니 본인이 해야 한다.

제약회사도 마찬가지이다. 누군가는 제약회사의 이러한 태도를 두고 "질병의 원인을 찾아내어 그 질병이 사라질 경우, 더 이상 지속적으로 해당 약을 판매할 수 없기 때문이다."라고 극단적으로 말하기도 한다. 암을 치료하는 기득권층인 주류의학과 제약회사들이 연계되어 있으며, 제약회사들은 자연치유나 자연 물질을 통해 자신들의 수입이 줄어드는 것을 원치 않기에 질병 치료와 관련한 많은 연구들이 빛을 보기도 전에 사장되고 있다는 것이다.

물론 나는 어느 한쪽의 의견만을 지지하지 않는다. 다만 "의사 선생님이 다 먹어도 된다고 했어요. 상관없대요."라며 이전의 좋지 않은 식습관으로 돌아간다거나, 꼭 필요한 영양제조차 "병원에서 먹지 말래요." 하고 먹지 않는 환자들을 보면 어떻게든 그러지 말라고 말해주고 싶다. 표준치료를 거부하고 자연 치료만 하라는 것이 아니다. 자신의 주치의를 신뢰하지 말라는 것도 아니다.

대학병원에서 주치의가 해줄 수 있는 것에는 한계가 있으니 표준치료 이외의 나머지는 환자 본인이 알아서 해야 한다. 그리고 적

어도 양쪽의 의견을 들어본 후, 앞으로의 관리 방향을 환자 본인이
결정해야 한다는 생각이다.

암은 표준치료가 끝났다고 해서 모든 치료가 끝나는 것이 아님
을 다시 한 번 강조하고 싶다.

알 아 두 세 요

1 주류의학과 기능의학은 암을 보는 관점이 다릅니다. 주류의학이 이미 있는 암의 제거
에 중점을 둔다면, 기능의학은 병의 원인과 생활 습관, 환경에 더 중점을 둡니다. 어느
한쪽의 견해만 듣지 말고, 환자의 상태에 따라 균형을 잡을 수 있는 시각이 필요해요.

2 암은 제약회사에게 거대하고 중요한 산업입니다. 제약회사는 암의 예방보다는, 치료
행위 유지에 더 관심이 있을 수 있어요.

3 표준치료만 의지하고 다른 관리를 소홀히 하는 실수를 범하지 않길 바랍니다. 암은 표
준치료가 끝났다고 해서 모든 치료가 끝난 것은 아닙니다.

• 호르몬의 교란을 일으키는 시험관 시술은 호르몬 양성 유방암에
영향을 주는가?

유방암에 걸리기 전에는 유방암의 원인 중 하나가 여성호르몬
이라고는 상상조차 하지 못했다. 스트레스가 만병의 근원이라는
말은 들어봤어도, 여성호르몬을 먹고 자라는 암이 있는 줄은 몰랐
다. 유방암을 진단받고 암 타입에 대한 공부를 하면서 암세포에는
에스트로겐 수용체와 프로게스테론 수용체가 있다는 것을 알았
다. 여성호르몬이 유방암세포의 먹이가 된다는 사실을 알고 내 머
릿속에는 나의 화려한 난임 시술 이력이 파노라마처럼 펼쳐졌다.

과배란 유도 3회, 인공수정 3회, 시험관 시술 3회.

난임 시술을 받는 동안 1년 내내 호르몬 약을 먹고, 호르몬 주사를 배에 찔러가며 임신을 하고자 노력했던 나의 지난날. 혹시 이러한 과정이 유방암 발병에 영향을 주지는 않았을까 하는 합리적 의심이 들기 시작했다. 그리고 대학병원 첫 진료에서 유방외과, 산부인과 의사에게 각각 이 질문을 던졌다.

"시험관 시술이 유방암 발병에 영향이 있나요?"

누구 하나 속 시원하게 답변해주지 못했다. 그럴 수도 있지만, 뒷받침하는 근거 자료는 부족하다는 것이 의사들의 공통된 의견이었다. 그러나 상식적으로 생각해봐도 난임 시술은 호르몬과 관련이 있고, 그러면 자연히 호르몬과 관련 있는 유방암에도 영향을 주지 않았을까?

난임 시술에서는 인공수정이든, 시험관 시술이든 과배란 과정이 동반된다. 원래 난자는 월경 주기에 따라 한 개씩만 배란하게 되어 있는데 호르몬을 과도하게 투여하여 여러 개의 난자가 배란되도록 하는 것이 과배란 주사의 원리이다. 과배란을 통해 정상적인 호르몬 상태에서 비정상적인 호르몬 상태가 되고, 이로 인해 호르몬의 교란이 오는 것은 당연한 이치이다.

물론 난임 시술은 환자 스스로의 선택이지만 만일 그것이 1%라도 유방암과 관련이 있다면 최소한 경각심 정도는 가질 수 있도록 안내해야 하지 않을까? 그것도 아니라면 적어도 유방에 혹이 있어 유방외과를 찾아오는 환자에게 암의 가족력과 시험관 시술 여부 정도는 물어봐주면 안 되는 것일까?

인터넷을 검색하다 어느 유방외과 의사 선생님이 올린 블로그를 보았다. 의사가 난임시술과 유방암과의 상관관계를 언급한 것은 드물기에 다음 페이지에 소개해본다.◆

결국 이 의사 선생님의 말처럼 난임 시술을 받고, 가족력이 있는 사람은 유방암에 더욱 신경을 써야 하는 것이 맞다. 그런데 이걸 알려주는 의사가 많지 않고, 이걸 신경 쓰는 의사가 많지 않은 것이 안타까운 현실이다. 여성호르몬과 유방암이 관련이 있을 수 있다는 사실을 아는 일반인이 얼마나 될까? 따라서 난임 병원에서는 난임 시술 후 유방암이나 난소암처럼 여성호르몬과 관련된 암에 있어서 정기적인 검진을 권하고, 유방외과에서는 난임 치료의 이력이 있으면 보다 적극적인 검사를 실시했으면 좋겠다.

물론 가족력이 있다고 해서, 난임 시술을 했다고 해서, 맘모톰 시술을 했다고 해서 모든 사람들이 암에 걸리지는 않는다. 그러나

◆ 출처: 삼성서울 유외과(blog.naver.com/zer0th)

1 | 시험관 아기 시술을 받으면 유방암이 증가할까요?

조금은 증가한다고 이해하는 편이 좋겠습니다. 최근 덴마크에서 진행된 연구에 의하면 시험관 아기 시술을 받은 산모의 경우 일반 여성분들보다 약 14% 정도 유방암이 더 생기는 것으로 보고하였습니다.

2 | 왜 유방암 위험도가 증가할까요?

호르몬 때문입니다. 아이러니하지만 유방암의 위험도는 에스트로겐(Estrogen)의 노출과 관련이 있습니다. 그래서 초경이 빠르거나 폐경이 늦으면 생리를 하는 동안 에스트로겐에 길게 노출되기 때문에 유방암이 잘 생기게 됩니다. 그런데 시험관 아기 시술을 위해서는 FSH(Gonadotrophins follicle stimulating hormone)와 LH(Luteinising hormone)을 상당량 사용하게 됩니다. 이는 체내의 에스트로겐을 높이고 이로 인하여 유방암이 많이 생긴다고 생각하고 있습니다.

3 | 그러면 해도 되나요?

당연한 이야기이지만 해도 됩니다. 물론 유방암의 위험도가 증가하기는 하지만 다른 측면도 생각해볼 필요가 있습니다. 일반적으로 출산 경험을 하게 되면 유방암의 위험도가 낮아지는 것으로 생각하고 있습니다. 또한 모유 수유 기간이 길수록 유방암 위험도는 줄어들죠. 그런 측면에서 아이를 여럿 출산하고 최대한 모유 수유를 길게 하면 시험관 아기로 인한 유방암 위험도를 줄일 수 있다고 생각합니다.

4 | 그래도 불안한데 어떻게 해야 할까요?

현재는 배란을 유도하면서 에스트로겐을 높이지 않는 그런 방법은 없습니다. 우리가 할 수 있는 일은 조금 더 자주 모니터링을 하며 관찰을 하는 수밖에 없습니다. 특히 본인의 유방암 위험도를 생각하여, 가족력이 있다거나 유방에 혹이 많은 분들은 더 신경을 써야 합니다. 저한테 진료를 보러 오셨던 분처럼, 가족력이 있다면 상대적으로 유방암이 잘 생기는 사람일 수 있습니다. 그러므로 더욱 신경을 써야 하지요.

환우들과 얘기하다 보면 호르몬 양성 유방암에 걸린 환우 중 상당수가 시험관 시술 이력이 있다. 상관관계를 밝힌 연구가 아직 부족한 것일 뿐, 그걸 누가 장담할 수 있겠는가. 결국 자신의 몸은 자기 스스로 챙길 수밖에 없다.

나 하나가 글을 쓴다고 해서 의사들이 달라지진 않겠지만 적어도 이 글을 읽는 환자분들은 경각심을 가졌으면 좋겠다. 혹시라도 몸에 혹이 있어 추적 관찰 중이라면 반드시 조직검사를 미루지 말았으면 한다. 그리고 의사의 괜찮다는 말에만 의존하지 말고, 여러 군데에서 진료를 보고 적극적으로 대처하기를 바란다.

알아두세요

1 유방암의 위험도는 에스트로겐(estrogen)의 노출과 관련이 있습니다. 덴마크에서 진행된 연구에 의하면 시험관 아기 시술을 받은 산모의 경우 일반 여성분들보다 약 14% 정도 유방암이 더 생기는 것으로 보고하였습니다.

2 난임 시술을 하신 분은 유방암, 난소암과 같은 여성암 검진을 일반인보다 더 자주 실시해야 합니다. 또한 종양이 발견된 경우 더욱 적극적으로 대처하고, 암에 대한 경각심을 가져야 합니다.

유방암, 잘 알지도 못하면서

암을 관리하는 삶에 적응하다 4장

코로나 시국에
암 환자로 산다는 것

코로나 백신 접종은 코로나 시대에 많은 암 환자들의 고민 중 하나였다. 중증환자이기에 더욱 접종을 해야 하지만, 중증환자이기에 부작용이 더욱 무서웠다. 부작용 가능성이 낮다 하더라도 내가 당첨되면 100%의 확률이기에 좀처럼 결단이 서지 않았다. 나는 직장 생활도 하지 않고 외출을 자제하고 있으니 '백신을 안 맞는 게 더 안전하지 않을까.' 하는 생각도 떨칠 수가 없었다. 1차 접종이 방사선치료가 끝나고 한 달도 되지 않은 시점이라 더 불안했다. 그렇게 몇 날 며칠을 고민하다 남편과 양가 부모님의 설득으로 백신을 맞게 되었다.

결과는 괜찮았다. 팔이 약간 뻐근한 것을 제외하면 아무 이상이 없었다. 그런데 1차 접종을 하고 정확히 3주 뒤에 허리와 오른쪽

옆구리 쪽에 통증이 시작되었다. 한 번도 느껴보지 못한 통증이었다. 피부의 감각이 이상했는데 뼈가 아픈 것 같기도 하고, 뭐라 형언할 수가 없는 느낌이었다.

그때부터 나는 전이의 공포에 사로잡히기 시작했다. 혹시 뼈로 전이된 건 아닐까? 왜 하필 오른쪽이 아프지? 만약 뼈 전이가 맞으면 어쩌나 싶은 마음에 눈물이 줄줄 났다. 아픈 부위도 하필이면 뼈 전이의 시작이라는 고관절 부위 같았다. 대학병원에 뼈스캔 검사를 잡을 수 있는지, 주치의 진료를 앞당길 수는 있는지 알아보았다. 검사는 주치의 선생님의 결정이 있어야 가능했고, 예약을 당길 수는 없었다. 불안한 마음에 동네 유방외과에 갔지만, 의사는 뼈 전이라면 뼈스캔 검사를 하는 것 외에는 알아낼 방법이 없다고 했다. 다시 또 하늘이 무너져 내렸다.

유방암 환자는 머리가 아프면 뇌 전이를 걱정하고, 뼈가 아프면 뼈 전이가 아닐까 의심한다더니 정말 그랬다. 다른 부위가 아프면 혹시 전이는 아닐까, 재발은 아닐까 노심초사하게 된다. 혹시 대상포진이지 않을까 막연히 희망을 품었는데 통증 6일째 등 뒤로 드디어 수포가 올라왔다. 그때 나는 너무 기뻐 환호성을 질렀다. 너무 좋아서 눈물까지 났다. 통증의 실체가 밝혀지자 비로소 죽음의 공포에서 해방될 수 있었다. 대상포진 걸렸다고 죽는 사람은 못 봤으니까, 아무리 힘들어도 암보다는 낫지 않은가. 세상에 대상포진 걸렸다고 좋아하는 사람은 뼈 전이를 걱정하는 암 환자밖에 없을지도 모르겠다. 나는 즐거운(?) 마음으로 마취통증의학과에 방문하여 신경 치료를 받았다.

생각보다 백신 접종 후 부작용으로 대상포진을 앓은 사람이 많았다. 특히 면역력이 떨어지는 사람들은 코로나 백신 접종 후 대상포진이 올 수 있다고 한다. 나 역시 겉으로는 괜찮아 보였지만 방사선치료로 면역력이 떨어진 상태였다. 면역 세포를 우리 몸의 경찰관으로 비유한다면 방사선치료로 인해 암세포뿐 아니라 정상적인 면역 세포도 파괴되어 마치 경찰 인력이 감원된 것과 같다. 이때 백신이 주입되면서 그나마 몸에 있던 면역 세포들이 모두 새로운 전투에 투입되어 면역에 공백이 생긴달까. 그래서 어릴 때 수두를 앓은 사람은 평생 신경에 잠복해 있던 수두 바이러스가 대상포진의 형태로 발현되는 것이다.

대상포진은 생각보다 수월하게 지나갔지만 2차 접종을 앞두고 또다시 고민에 빠지게 되었다. 2차까지 접종을 완료하지 않으면 백신의 효력은 없다고 하는데 여기서 그만둘지 아니면 위험을 감수하고 접종을 완료해야 할지 판단이 서지 않았다. 결국 미루고 미루다 1차 접종 후 6주차가 되는 마지막 시점에 2차 접종을 했다. 대상포진 치료도 끝날 무렵이었기 때문이다.

결과는 또다시 대상포진이 재발했다. 이번에는 얼굴 부위였다.

오른쪽 얼굴이 따끔거리고 오른쪽 귀에 미세한 바늘로 쿡쿡 찌르는 듯한 통증이 찾아왔다. 수포까지 올라오지는 않았지만 며칠 동안 통증으로 잠을 이루지 못했다. 이후로 몇 번의 치료 끝에 대상포진 치료가 끝났다. 코로나 백신 덕에 암 환자인 나의 면역력이 형편없음을 두 번이나 확인하게 된 셈이다. 비록 대상포진에 걸려 고생은 했지만 결국 백신을 접종하고 나니 마음은 편안해졌다.

혹시 유방암 수술 전에 이 글을 보는 분이 있다면 대상포진 예방접종을 꼭 하길 권한다. 나는 수술 전 접종을 하려다가 대상포진 접종은 50세 이상에게만 권한다는 의사의 말에 접종을 하지 않았다. 그러나 암 환자에게 나이는 아무런 의미가 없다. 암 환자는 의사의 말만 맹목적으로 따르기보다 자신의 치료과정에 적극적으로 참여해야 한다는 생각이다. 그 누구도 나 대신 아파 줄 수는 없다. 아무리 유능한 의사라 할지라도 말이다.

알아두세요

1   백신을 맞고 혹시 피부나 뼈에 통증이 느껴지면 대상포진을 의심하고 병원에 빨리 가야 합니다. 대상포진일 경우 3일 안에 항바이러스제가 들어가야 하므로 골든타임을 놓치지 마세요.

2   수술 전 대상포진 예방접종을 고민 중이라면, 나이와 상관없이 접종을 권합니다.

영양제 먹어야 할까, 말아야 할까? 끝없는 고민

암에 걸리면 어떤 영양제를 먹어야 할까? 세상에는 정말 많은 종류의 영양제가 있는데 그중 어떤 영양제가 암 치료에 도움이 되는지, 어떤 영양제를 먹으면 안 될지 판단하는 것은 참으로 힘든 일이다. 특히 요즘처럼 정보가 쏟아지는 사회에서 '진짜 정보'를 찾는 것은 쉽지 않다.

나는 진단을 받자마자 인터넷으로 암에 대해 검색하기 시작했다. 관련 카페에 가입하고 시중에 나와 있는 유방암에 관한 책을 사들였다. '아는 것이 힘이다.'라고 생각하고 정보를 최대한 많이 수집했다. 그런데 정보를 찾으면 찾을수록 혼란에 빠졌다.

통일된 의견이 없었기 때문이다. 대학병원에서는 본원 표준치료 외의 것들은 일체 부정했다. 영양제도 먹지 마라, 즙도 먹지 마라, 식이요법도 하지 마라, 그냥 마음 편히 골고루 잘 먹으라고 하는데 병원 바깥에서는 우리 몸의 면역을 높이기 위해 비타민은 필수이고, 먹어야 할 영양제가 수십 가지가 넘었다. 식이요법도 마찬가지였다. 조금만 검색해봐도 유방암에 걸린 환자가 먹지 말아야 할 음식들이 넘쳐났다. 같은 의사여도 대학병원의 의사와 면역치료를 하는 요양병원의 처방이 달랐다.

한 예로 비타민C를 두고 어떤 의사는 항암치료, 방사선치료는 물론 타목시펜의 복용 효과에도 방해될 수 있으니 복용하지 못하게 한다. 그러나 면역치료 병원에서 비타민C는 핵심 치료 방법 중 하나이다. 비타민C는 항암치료로 인해 손상되는 우리 몸의 세포를 보호할 수 있는 가장 기본적이고, 필수적인 요소라고 본다.

수술 후 방사선치료를 하기까지 나는 꽤 오랜 시간 혼란에 빠져 갈피를 잡지 못하였다. 주변의 의사들을 총동원하여 자문을 구해봐도 돌아오는 답변은 한결같았다.

'주치의가 처방한 약만 먹고, 영양제 살 돈으로 맛있는 것이나 사 먹기.' 영양제를 복용하고 요양병원의 치료를 받는 것은 돈 낭비이며 상술이라 했다. 그럼에도 불구하고 수많은 암 환자가 주치의 선생님 몰래, 또는 상의 없이 요양병원에 들어가 면역치료를 받는다. 나는 이런 이중적인 시스템을 이해할 수가 없었다.

혼란스러운 와중에 병은 의사에게, 약은 약사에게 상담해야 한다는 말이 생각났다. 평소 친분이 있던 동네 약사님이 당신의 어머니도 유방암 환자가 된 후 타목시펜 부작용으로 복용을 중단하고, 이 약으로 건강을 유지하고 있다고 약을 추천해주었다.

그저 몸에 좋은 것은 다 하고 싶었던 나는 다소 비싼 가격에도 불구하고 영양제를 한가득 사서 집에 왔다. 그러나 집에 와서 검색하니 환자들 사이에서 의견이 분분한 약이었다. 비싼 가격은 효과만 있다면 감수할 수 있었다. 진짜 문제는 '부작용은 없는가.'와 '이게 과연 다른 영양제보다 정말 좋은 기능을 하는가.'였다. 부작용이 없더라도 이걸 먹는 동안 다른 영양제를 복용하지 못할 테니, 면역 치료 관점에서는 시간이라는 귀중한 기회비용을 날리는 셈이다.

구매한 약을 한 보따리씩 들고 다니며 이 약국, 저 약국 들고 가서 다른 약사에게도 조언을 구해보았다. 그러다 어느 약사가 "나는 이 회사 제품은 모르겠고, 진짜 좋은 회사 제품은 따로 있어요."라며 또 다른 제품을 권하는 것을 보고 정신이 들었다.

그 회사 제품이 정말 좋을 수도 있겠지만 암 환자는 약을 판매하는 사람들에게 '좋은 돈벌이 수단'이 될 수 있겠다는 생각이 머리를 스쳤기 때문이다. 물론 처음 내게 약을 권해준 약사님은 진심으로 나를 위해 약을 권했겠지만 약사님의 마음과는 별개로 정말 나에게 필요한 약인지는 내가 판단해야 할 문제였다. 앞으로 평생 관리를 하며 살아야 하는 암 환자로서 내가 중심을 잡고 치유 계획을 세우는 게 중요하다는 생각이 들었고, 고심 끝에 약사님을 다시 찾아가서 약의 반품을 요청했다. 성급하게 많은 약을 사기보다 처음부터 내가 다시 공부하고 꼭 필요한 영양제를 구입해야겠다는 기준을 세웠기 때문이다.

약사님은 내 이야기에 귀를 기울여주고 공감해준 고마운 사람이었지만, 약에 대한 믿음까지 심어주지는 못했다. 주치의 선생님은 진찰을 하고 수술을 통해 내 몸의 암세포를 제거해주었지만 주치의 선생님의 말만 믿고 영양제를 포기할 순 없었다. 현대 의학에서 치료가 불가능하다고 병원에서 포기한 사람들이 자연치료로 암을 극복하고 건강을 회복한 이야기도 무시할 수가 없었다. 그렇다고 하루 2리터씩 녹즙을 갈아 마시고 값비싼 온열기를 구입하고 치유 캠프에 참여하는 적극적인 자연치유를 할 자신은 없었다.

결국 내가 선택한 것은 최소한의 면역치료와 영양 보충제 이용이었고, 방사선치료 때부터 지금까지 꾸준히 영양제를 복용하고 있다. 다음 페이지에 내가 지금까지 복용하고 있는 영양제 목록을 소개했다.

NAC는 방사선치료 중에는 복용하지 않았다. 방사선치료 시 복용한 약물은 '방사선치료 과정'(103쪽)에 자세히 나와 있다.

적지 않은 영양제를 끼니마다 복용하는 것이 힘들 때도 있다. 약을 먹으면서도 정말 이렇게 많은 영양제를 복용해도 될지, 간에

비타민C *	비타민D	종합비타민	오메가3
커큐민	코큐텐	셀레늄 **	베타카로틴
유산균	알파리포산 ***	아연	케르세틴
NAC ****	칼슘	마그네슘	아미노산
실리마린	MSM	레스베라트롤	멜라토닌
DIM	버섯추출물(AHCC)	칼슘D-글루카레이트	녹차추출물(EGCG)

무리가 가지는 않을까지 조심스럽고 걱정되기도 한다. 그러나 '아무것도 하지 않는 것보다는 뭐라도 하는 게 더 낫지 않을까.' 하는 마음으로 오늘도 영양제를 한 움큼 입에 털어 넣는다. 영양제를 먹

◆　　고용량 경구 비타민C는 환자의 컨디션이나 해독에는 도움이 되지만 환자에 따라선 항암치료를 방해할 수 있다. 정맥주사 형태의 고용량 비타민C는 산화제로 작용해서 항암 치료효과를 높이는 데 의의가 있고, 컨디션을 좋게 하는 용도는 아니다.

◆◆　　셀레늄을 방사선치료 전에 쓸 경우 방사선 부작용을 줄이고 항암 효과를 높이기도 하는 것으로 알려져 있다.

◆◆◆　　알파리포산은 비타민C 주사와 같이 맞으면 TCA cycle(생물에게 있어 가장 보편적인 세포 내 물질 대사의 주요한 경로)을 빨리 돌려서 활성산소 생성을 증가시켜 그걸로 항암 효과를 얻을 수 있다. 다만 평소 경구제로 먹는 것은 소위 해독이나 항산화 용도라 모두에게 추천되는 것은 아니다. 중금속이 있는 분에게 항산화제로 쓰긴 하지만 모두에게 좋은 것은 아니니 복용 시 주의가 필요하다.

◆◆◆◆　　NAC와 같은 강력한 항산화제들은 암 발현 전에는 도움이 되지만 암 발생 이후에는 득이 될 수도 해가 될 수도 있으니 복용 시 주의가 필요하다. 복용 전 반드시 의사와 상의하길 바란다.

고 말고는 본인의 선택이지만 일단 먹는다고 마음을 정했으면 열심히 찾아보고 제품을 잘 선택하길 바란다. 종류도 워낙 다양하고 회사마다 품질의 차이가 크기 때문이다.

특히 암마다 대사치료를 목적으로 하는 약이나 영양제는 다를 수도 있고, 개인 컨디션이나 다른 질병의 유무에 따라 처방이 달라진다. 그러므로 영양제를 남용하기보다는 기능의학 의사와 상의하여 자신에게 맞는 약을 찾아야 한다.

많은 종류의 영양제 복용이 부담스럽다면 비타민D만이라도 꼭 복용하길 추천한다. 대학병원 의사도 암 치료의 효과를 인정한 유일한 영양제가 비타민D이기 때문이다. 나 역시 주기적으로 피검사를 통해 간 수치를 파악하고 몸속에 비타민D의 수치를 확인하여 복용량을 조절하고 있다. 너무 좋은 것도 과하면 해롭기 때문에 올바른 복용법에 따라 약을 복용하되 자기의 몸에 필요한 영양제가 무엇인지 계속 관리하고 확인하는 것이 중요하다.

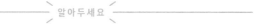
알아두세요

1   암 환자가 되면 주변에서 약 추천을 많이 합니다. 개인적으로 영양제를 먹는 것을 추천하지만 잘 알아보고 구매해야 합니다. 종류도 다양하고 회사마다 품질의 차이가 크기 때문입니다.

2   약이나 영양제가 좋다고 하여 무턱대고 복용하기보다는 기능의학 병원의 의사와 상의하여 자신의 몸에 맞는 약을 복용하세요.

사교육의 힘 빌리기,
면역치료와 요양병원

보통 '요양병원'이라 하면 연세 많고 거동이 불편한 노인들이 입원하는 병원이라고 생각한다. 그러나 암 환자가 되고 나니 요양병원은 치료과정에서 한 번쯤 고민하게 되는 공간이 된다. 항암치료 중에 몸이 축나서 요양병원에 입원하는 경우가 많고, 방사선치료 때도 요양병원에서 서틀버스를 타고 본원으로 치료받으러 오는 분이 많다. 유방암 수술은 대학병원에서 짧게는 2박 3일, 길면 3박 4일 후 퇴원하므로 수술 후 항암치료와 방사선치료 같은 표준치료가 끝날 때까지 요양병원에 머무르는 경우도 있다.

나는 항암치료는 하지 않았지만 혹시 항암치료를 하게 될까봐 수술 후 한참 요양병원을 알아보던 때가 있었다. 요양병원이 좋은 점은 다른 일에 신경 쓰지 않고 오롯이 쉬는 것에만 전념할 수 있다는 데 있다. 암 환자를 위한 맞춤 식단이 제공되고, 실비보험이 있으면 입원하여 치료를 받게 되니 보상 한도가 커져서 치료비 면에서도 혜택을 볼 수 있다.

집에서는 아무리 쉰다고 한들 집안일을 하게 마련이다. 그런데 요양병원에 가면 가사노동에서 해방되니 그야말로 하루 종일 '요양'이 가능한 셈이다. 무엇보다 같은 질병을 가진 사람들이 모여 있다 보니 정보 교류와 소통까지 이뤄져 병원비 부담이 없다면 가지 않을 이유가 없다.

그러나 육아맘에게는 이 모든 게 그림의 떡이었다. 수술하는 동안 친정부모님께 아이를 맡기고 2주 정도 떨어져 지냈다. 아이는 엄마가 아프다는 사실에 많이 불안해했고, 나도 아이가 잘 있는지 걱정이 되어 마음 편히 지낼 수가 없었다. 평생 처음으로 엄마와 떨어져 있었던 아이는 감정을 꾹꾹 참으며 엄마가 오기만을 기다리고 있었다.

다시 만나게 되었을 때, 아이는 몇 번이나 "엄마 이제 어디 안 가지?"를 되물으며 엄마가 사라질까봐 두려워했다. 엄마가 아파서 돌아가신 신데렐라나 백설공주 동화를 떠올리며 엄마가 아파서 하늘나라에 가는 이야기를 하곤 했다. 그럴 때마다 나는 '엄마는 소은이를 두고 절대로 일찍 하늘나라에 가지 않을 거야.' 다짐했다. 이런 아이를 두고 요양병원이 웬 말이랴. 내가 아픈 이후 소은이는 커서 의사 선생님이 되어 엄마 쭈쭈를 고쳐주겠다는 말을 자주 하곤 한다. 그 얘기를 들으면 기특하면서도 아련한 마음이 들었다. 어린 마음에 엄마가 아픈 것이 얼마나 걱정되고 불안했을까.

남편은 처음에 아이를 자기가 돌볼 테니 방사선치료를 받는 동안 요양병원에 들어가라고 했지만 나는 집에서 가족과 함께하는 시간을 택했다. 대신 낮 동안 입원하여 치료를 받을 수 있는 면역치료 병원을 알아보았다. 면역치료 병원도 숱하게 알아보고, 결국 처음 유방암을 진단했던 동네 유방외과에 부속된 면역센터를 선택했다. 일반 요양병원보다 유방암에 대해 더 전문적이지 않을까 하는 기대감과 편의상의 이유가 컸다.

나는 까다로운 환자였다. 영양제 리스트와 노트를 들고 다니며 의사에게 계속 질문을 던지고, 귀찮게 하다 보니 의사도 나를 달가워하지 않는 눈치였다. 하지만 어쩌랴, 직업병인지 성격인지 이렇게 찾아보고 공부하지 않으면 직성이 풀리지 않는다. 나는 곤란한 질문을 던져 죄송하다는 사과를 하며 긴 면담을 했다. 면담으로 내가 가진 모든 의문이 풀리지는 않았지만 암을 치료하는 관점이 주류의학과 대체의학에서 왜 이렇게 다르냐는 내 질문에 의사는 다음과 같은 비유를 들어 설명해주었다.

"암은 아직도 현대 의학에서 정복하지 못한 분야예요. 고3이 대학입시를 준비할 때 학교 공부만 할 것이냐, 사교육도 병행할 것이

냐 생각해보면 됩니다. 공교육만으로도 좋은 대학에 갈 수 있지만 사교육을 하면 좋은 대학에 갈 가능성이 높아지죠. 암도 마찬가지예요. 대학병원에서는 암세포를 제거하는 게 목적이고 관심사예요. 나머지는 환자가 알아서 해야 합니다. 저도 대학병원에 있었지만 대학병원 의사는 최소한의 조치밖에 할 수가 없어요."

의사와 면담 후, 적어도 이 모든 면역치료가 부질없지는 않겠다는 생각이 들었다. 결국 나는 고용량의 비타민C를 정맥으로 투여하는 비타민C 정맥주사(IVC)를 일주일에 두 번 맞기로 하였다.

IVC 외에도 면역치료 종류는 많다. 대표적으로 '미슬토, 싸이모신알파' 등과 같은 면역 주사를 맞는 방법이 있다. 그리고 열을 가하여 몸의 온도를 높여 암세포의 괴사 및 자연사를 유도하고, NK세포를 활성화시키는 고주파 온열치료가 있다. 림프절을 떼어낸 경우 림프부종 예방을 위해 림프마사지를 하기도 한다. 규모가 제법 큰 요양병원에 가면 고압산소치료를 추천하기도 한다. 고압산소치료란 대기압보다 높은 기압 환경을 만든 '챔버'라는 의료기기에서 고농도의 산소를 일정 시간 동안 환자의 조직으로 전달하는 치료 방식이다.

나는 방사선치료 전에는 일주일에 두 번 고용량 비타민C 주사를 맞았고, 방사선치료가 끝난 후에는 두 번의 IVC와 고주파 온열치료를 병행하였다. 비타민C 주사의 경우 점점 농도를 올려서 자신의 몸무게에 따라 정해진 용량을 맞게 된다. 고용량으로 맞으면 갈증, 오한 등의 부작용을 감수해야 한다. 또 고주파 온열치료는 치료받는 동안 움직이지 못하고 꼼짝없이 누워 있어야 해서 어느 정도 의지와 노력이 필요하다. 이 밖에도 경구용 액상 셀레늄을 처방받아 꾸준히 경구 복용하는 방법을 택했다. 액상 셀레늄의 경우 주사로 맞는 것과 경구 복용할 때 흡수율에 큰 차이가 없어서 굳이 주사로 맞을 이유가 없기 때문이다.

면역치료와 요양병원, 환자 개인의 선택이긴 하지만 보험이 있다면 충분히 활용해볼 것을 권한다. 단 요양병원의 치료가 과도하거나 환자를 경제적인 수익으로만 보는 경우가 있으니 그것은 스스로 분별하여 선택적으로 이용해야 한다. 병원에서 권한다고 해서 무조건 약을 복용하거나 주사를 맞기보다는 자신이 치료 방법에 대해 찾아보고 주체적으로 치료를 선택했으면 한다.

알아두세요

1   암 환자를 위한 면역치료로는 고용량 비타민C 정맥주사, 면역주사(미슬토, 싸이모신 알파), 고주파 온열치료, 림프 마사지, 고압산소치료 등이 있습니다.

2   면역치료와 요양병원은 환자 개인의 선택이지만 실비보험이 있다면 고려해보길 바랍니다. 단, 병원에서 권하는 대로 무작정 따라 하지 말고, 환자 본인이 치료 방법에 대해 찾아보고 주체적으로 치료를 선택하면 좋겠습니다.

암 환자가 되면 몸도 힘들지만, 정신적인 외로움과 고독도 무시할 수 없다. 암 진단은 환자 본인뿐 아니라 가족에게도 충격과 혼란, 상실감과 무력감을 줄 수 있다. 그러다 보니 가족이나 지인에게 정서적 지지를 받지 못하고, 오히려 상처를 받기도 한다. 가장 가깝고 친밀한 상대에게 받는 상처인지라 더 크게 다가온다.

이럴 때는 차라리 같은 병을 앓고 있는 사람들끼리 소통하고 이야기를 나누면 훨씬 더 편안함을 찾을 수 있다. '암밍아웃' 부분에서도 언급했지만 인간은 본인이 직접 경험하지 않으면 아무리 공감하려고 해도 한계가 생기기 마련이다. 그러니 가족이나 지인에게 지나치게 공감을 요구하기보다 같은 질병을 앓고 있는 환우들과 교감하면 좋겠다. 혼자 안절부절못하거나 외로워하지 말고 소통과 연대할 수 있는 공간을 찾아보자.

항암치료를 받는 분들은 주로 요양병원에 입원하여 비슷한 연령대의 환자들끼리 친목을 다질 수 있다. 그러나 나처럼 요양병원도 가지 않은 환자는 자연스러운 만남을 찾기 쉽지 않다.

그러나 요즘이 어떤 세상인가? 조금만 노력하면 여러 SNS 채널을 통해 다양한 환우 모임을 만날 수 있다. 참고를 위해 내가 활동하고 있는 모임들을 간략히 소개한다. 모두에게 열려 있으니 마음만 있다면 누구나 함께 할 수 있다. 모임마다 성격과 취지가 조금씩 다르니 본인의 조건에 맞는 곳을 찾아 문을 두드려보면 어떨까.

인터넷 상에서 유방암 환우와 보호자들이 가장 많이 모여 있는 곳은 네이버 카페 '유방암 이야기'(일명 유이)이다. 14만 명이 넘는 회원을 보유한 유명한 카페로 유방암에 대한 정보 교류와 소통이 활발하다. 나도 진단 후 몇 달을 이 카페에서 살았다. 같은 질병을 가진 사람들이 모여 있다는 것만으로도 큰 힘이 났다.

그러나 유이 카페에 오래 있다 보면 전이와 재발의 글도 흔치 않게 접한다. 분명 항암치료도 하고, 본원에서 시키는 대로 치료를 잘 받았는데 왜 전이가 되고 재발이 될까? 그런 글을 볼 때마다 우울해지고, 마음이 불안해졌다. 책 앞부분에도 썼듯이, 유이 카페는 활용법이 참 중요하다. 도움이 되는 정보는 취사선택하고, 부정적인 정보는 되도록 보지 않는 것이 좋다.

수술 직후, '6개월의 기적'이라는 환우 카페를 만나게 되었다. 절망보다는 희망을 나누고, 좋은 생활습관을 공유하자는 취지의 유방암 카페였다. 암 환자들은 6개월마다 본원에서 검진을 받고 또 다음 6개월을 힘차게 나아가므로 '6개월의 기적'이라는 이름이 참 잘 어울린다 싶었다. 카페에는 날마다 긍정 주문이 새롭게 올라오고 맨발 걷기를 하는 사진, 건강한 식단과 좋은 정보가 공유되었다.

방사선치료를 하고 있을 무렵 '핑크아미'˚라는 카카오톡 그룹 채팅방을 알게 되었다. 채팅방 환우들과 소통하면서 이 모임을 수술하기 전, 심리적으로 가장 힘든 시기에 알았으면 얼마나 좋았을까 아쉬움이 들었다. 암 환자도 그저 평범하게 일상을 이어가는 누군가의 아내, 엄마, 딸임을 깨닫게 하는 곳이다.

핑크아미들은 오프라인 번개도 자주 하고, 진료가 겹치는 날에는 병원에서 모임을 갖기도 한다. 서로의 치료 스케줄과 일상을 공유하며 서로를 위해 기도의 시간을 가지기도 한다. 기도라고 해서 특정 종교를 지향하지 않는다. 하느님, 하나님, 부처님. 그 외의 자

◆ 핑크아미는 '50대 이상 호르몬 양성 환우 모임', '경상도 지역 모임', '수원·용인·성남(일명 수용성) 지역 모임' 이렇게 세 가지 항목으로 가입이 가능하다. 핑크아미란 유방암을 뜻하는 '핑크'와 'ARMY'의 결합이다. ARMY는 환우들을 지독한 암과 싸워 암을 물리치는 용맹한 전사로 표현한 것이다.

신이 믿고 있는 신께 모두의 건강을 위해 기도한다. 수술이 있거나 항암치료가 있는 분을 위해 특별히 기도가 추가되기도 한다.

핑크아미 단톡방의 또 다른 좋은 점은 건강관리를 위해 주중, 주말을 가리지 않고 '함께 걷기 챌린지'를 진행하고 있다는 점이다. 이 챌린지에 참여하면 다른 사람의 걸음 수를 볼 수 있어 걷기 운동을 하는 데 상당히 도움이 된다. 실시간 걸음 수를 반영하여 순위를 매기기 때문에 선의의 경쟁이 된다. 혼자 걷지만 같이 걷고 있는 듯 의지가 되는 것이 이 챌린지의 매력이다.

핑크아미는 친목만 도모하지 않고 유방암과 관계된 사회적인 활동에 관심을 가질 수 있는 창구 역할을 한다. 핑크아미의 대표님은 젊은 유방암 환우들을 위한 정책기관인 사단법인 '쉼표'에도 소속되어 있다. 암 환우들에게 유익한 정보를 제공하고, 환우들의 이야기를 사회에 전달하는 다리 역할도 한다. 그리고 마침내 얼마 전에는 핑크아미라는 이름을 정식으로 내건 '비영리법인 유방암 경험자 단체'를 설립하였다.

이 외에도 나는 젊은 유방암 환우들의 모임인 '블레스유'* 단톡방에서도 활동하고 있다. 연애와 결혼, 육아 등을 주제로 유방암

◆ 회원들의 네이밍 공모를 통해 선정된 이름으로 '행복한 유방암 환우들이라는 뜻과 축복을 받아준다는 중의적 의미를 담고 있다.

환우들이 가지는 여성으로서의 고민과 어려움에 대해 진지하게 때로는 유쾌하게 이야기 나누는 공간이다.

암의 종류와 상관없이 오뚜기처럼 넘어져도 다시 일어나서 암을 이겨내자는 취지로 만들어진 '오뚜기방'이라는 단톡방도 있다. 성별, 나이에 관계없이 다양한 분야의 사람들이 모여서 서로에게 힘을 주고 있다. 암 환자들의 보편적인 이야기를 중심으로 하는 이 방은, 특히 보호자들이 함께 활동하는 공간이기도 하다.

유방암에 걸린 선생님들이 모인 공간인 '유방암에 걸린 교사맘들의 모임(일명 유이티)'도 소규모 단톡방이지만 내게는 큰 힘이 되었다. 같은 직종에 있기에 공감대가 잘 형성되며 복무와 유방암에 대한 이런 저런 이야기를 나눌 수 있는 공간이다.

이 모임들의 공통점은 모두 같은 아픔을 가진 사람들이 일상을 공유하며 암을 극복하기 위해 노력한다는 것이다. 서로의 본명을 모르고, 서로의 얼굴을 모르더라도 누구보다 서로를 더 잘 이해하는 사람들의 모임. 혹시 암을 진단받고 혼자라는 생각이 든다면, 외롭다는 생각이 든다면 이런 카페나 모임에 가입하길 바란다. 방에 입장하는 순간 활기찬 세계가 펼쳐지고, 수많은 사람들이 당신을 반겨줄 것이다.

채팅방의 실시간 소통이 부담스럽다면 블로그나 인스타그램으로 환우들과 소통하는 방법도 있다. 나 역시 처음에는 채팅방과 인터넷 카페 위주로 소통을 하다가 지금은 인스타그램으로도 많은 환우들과 소통하고 있다. 블로그나 인스타그램은 유방암 환우뿐 아니라 다양한 암을 앓고 있는 환우들과 이야기할 수 있다. 서로의 식단과 운동, 관리법 등을 매일 공유하며 자극을 받고, 나도 이들처럼 열심히 관리하며 살아야겠다는 다짐도 하게 된다.

누가 SNS를 시간 낭비라고 했던가? 인스타그램을 시작하면서 암 환우를 위한 출판사인 '아미북스'를 알게 되었다. 그 결과 온라인으로 진행하는 암 환우 독서모임도 운영하게 되고, 암을 겪은 다른 작가들과 소통하며 더 많은 인연들을 맺게 되었다. 최근에는 암 환우들을 위해 설립된 비영리단체 '아미다해'*의 정회원이 되어 정기적인 후원을 하고, 더 많은 환우들과 오프라인에서 만나 소통하고 있다. 모두 SNS를 시작하지 않았으면 불가능했을 일이다.

암 환자이지만 우리는 여전히 할 수 있는 일이 너무 많다. 병에 걸렸다고 해서 인생이 끝나지 않는다. 어쩌면 이 모든 것들을 암 환자라는 이름으로 갖게 되는 또 하나의 기회라고 긍정적으로 생각해보면 어떨까?

◆　2022년 3월 설립. 아미다해란 '암 환우들이 다 할 수 있는 곳, 아미들의 바다.'라는 뜻이다.

문은 항상 마음을 여는 사람에게 열려 있다. 어떤 방법이든 좋으니 자신에게 맞는 편안한 방법을 택해 환자들과 소통해보자. 당신은 결코 혼자가 아니다.

알아두세요

1   암은 개인의 질병이지만 그 개인이 모이면 집단이 되고, 더 이상 개인에 국한된 질병이 아닙니다. 우리가 소통하지 않으면 암은 개인의 아픔으로 끝나겠지만 소통하고 연대하면 개인의 영역에서 집단의 영역으로 그 범주가 확장된다고 생각해요. 이것이 집단의 힘입니다.

2   혹시 암을 진단받고 외롭고 힘들다면 이런 카페나 모임에 가입하여 집단의 일원이 되어보세요. 이들이 당신의 투병생활에 든든한 동지가 되어줄 거예요.

새로운 인연을 안겨준
6개월의 기적

암 환자들은 6개월에 한 번씩 정기검진을 받는다. 그리고 그 검사를 통과하면 다시 6개월의 삶을 연장받은 기분으로 살아간다는 말을 들었다. 그 말을 들었을 때 기분이 참 묘했다. 6개월을 그만큼 치열하게 관리하며 살아야 한다는 뜻 같고, 6개월을 보장받았으니 적어도 또 6개월은 안심하고 살 수 있다는 뜻 같았다. 어떤 의미이든지 간에 6개월이라는 기간이 주는 무게가 무겁게 느껴졌다. 그런데 6개월의 의미를 긍정적으로 바꿔준 계기가 있었다. 바로 유방암 환우 카페 '6개월의 기적'을 만난 순간부터이다.

수술을 하고 얼마 되지 않아 6개월의 기적이란 카페를 만났다. 습관을 형성하는 데 필요한 시간은 3개월이고, 우리 몸의 세포가 새로 생성되고 리모델링하는 데 걸리는 시간은 6개월이라 한다.

그러므로 6개월이라는 기간을 정해두고, 내 몸의 변화를 만들어보자는 취지로 만들어진 카페였다. 6개월 기적의 프로그램은 여섯 가지이다. 첫 번째는 자신만의 치유 계획 세우기. 두 번째는 먹거리 바꾸기, 세 번째는 운동 습관화, 네 번째는 내면 바꾸기, 다섯 번째는 즐거운 일상과 감사, 여섯 번째는 6개월 검진 통과 후 파티였다.

어느 것 하나 소홀히 할 수 없지만 매일 지키기는 또 어려운 것들이다. 그러나 혼자는 어렵지만 함께라면 가능하다. 그것이 바로 소통의 힘이고, 집단의 힘이다.

카페에서는 회원들을 기적님이라 부르는데, 내가 기적을 불러 일으키는 사람이 된 것 같은 생각이 드는 기분 좋은 호칭이었다. 기적님들은 각자 저마다의 방식으로 기적을 만들고자 노력했다. 매일 맨발로 산을 오르는 사람, 매일 아침 긍정 주문으로 하루를 여는 사람, 매일 하루 한 끼 건강 식단을 실천하는 사람. 매일 요가와 필라테스 같은 운동을 하는 사람, 매일 하루 만 보씩 걷는 사람, 매일 치유를 위한 글쓰기를 하는 사람……

우리는 각자 잘할 수 있는 분야가 달랐지만 목표는 같았다. 바로 암을 이겨내는 '내 안의 작은 기적'을 만드는 것이었다. 그 기적을 만드는 데 있어서는 나이도, 직업도, 사는 곳도 중요하지 않았다.

코로나 시국에 어렵사리 공간을 따로 대관하여 오프라인 정모를 가지기도 했는데, 짧은 시간이었지만 서로의 경험과 노하우를 공유하는 유익한 시간이었다. 30대부터 50대까지 연령도 관심사도 다르고, 하는 일도 달랐지만 '삶의 회복'이라는 중요한 지점이 맞닿아 있었기에 유대감이 끈끈했다.

요가 자격증을 갖고 있는 카페지기님의 요가 수업도 있었는데 간단한 요가 동작과 자세 교정까지 해주신 덕분에 마음뿐 아니라 몸까지 치유되는 시간이었다. 개인적으로는 카페지기님과 대화를 통해 필라테스에서 했던 몇 가지 동작들이 림프 절제술을 실시한 나에게는 무리한 운동이었음을 깨달았다. 그동안 의욕이 앞선 나머지, 중요한 부분을 놓친 셈이다. 유방암 수술을 한 환자는 팔에 체중을 싣는 동작이나 팔을 심하게 스트레칭하는 동작은 주의해야 한다.(211쪽에서 더 자세히 설명하겠다.)

어른이 되어 사회생활을 하다 보면 대부분의 인간관계는 이해관계로 맺어지고, 새로운 따뜻한 인연을 맺는 게 어렵다. 암 환자가 되지 않았다면 평생 만나지 못했을 사람들일 텐데, 우리는 서로에게 위로와 용기를 나누었다. 그리고 이 만남을 시작으로 앞으로도 우리들의 기적은 계속될 것이라 믿어 의심치 않는다.

―――――――――――――― 〉 알아두세요 〈 ――――――――――――――

1 암 환자가 되고 나서 새로 만난 인연들에 감사합니다. 모두 마음을 열고, 내 삶에 새로운 인연을 초대해보세요.

내 몸을 암세포가 살기
어렵게 만드는 법

누군가 암을 극복하는 세 가지 방법을 물으면 나는 자신 있게 '식단 관리, 꾸준히 걷기, 스트레스 받지 않기'를 꼽겠다. 영양제나 면역치료보다 사실은 더 중요하고 선행되어야 한다.

'식단 관리'는 쉬울 것 같으면서도 사실 어려운 문제이다. 한마디로 혈당을 줄이는 식사를 해야 한다. 암세포가 가장 좋아하는 것이 달달한 음식, 바로 '당'이기 때문이다. 처음 암을 진단받고 이 사실을 접했을 때 거의 충격에 가까웠다. 단 걸 먹으면 암세포가 늘어난다고? 술이나 담배 같은 것들이야 당연히 몸에 해롭다는 것을 알지만 당뇨병 환자도 아닌데 암 환자가 혈당 관리를 해야 한다니 금시초문이었다.

암세포는 당을 먹고 자라기 때문에 혈당이 높은 식사를 해서는 안 되며, 먹고 나서 졸음이 쏟아지면 혈당이 올라가는 식사를 한 증거라고 한다. 식사할 때 어떤 반찬을 먼저 먹느냐에 따라서도 혈당에 영향을 미치는데 먹는 순서를 식이섬유, 단백질, 탄수화물 순으로 섭취하면 좋다. 예를 들어 나물을 먼저 먹은 후 육류나 생선류를 먹고 가장 마지막으로 밥을 먹는다. 이렇게 되면 혈당의 급격한 상승을 막고, 빠른 포만감을 준다고 한다.

같은 재료라도 조리나 가공 방법에 따라 혈당지수가 달라지는데 소화 흡수가 잘되면 혈당이 급격하게 오르므로 정제된 탄수화물인 밀가루, 설탕, 빵, 떡, 면, 주스, 탄산음료는 피해야 한다. 반면 비정제된 탄수화물은 소화 흡수가 느리고 혈당을 천천히 올리는데 현미, 귀리, 고구마, 감자와 같은 곡물과 채소가 그런 음식이다. 또한 닭고기와 오리고기, 생선으로 단백질을 섭취하는 게 좋다. 비타민이 함유되어 좋다고 알려진 과일 또한 당이 많기 때문에 과도한 섭취는 좋지 않다고 한다. 인스턴트식품이 몸에 해롭다는 것은 굳이 설명하지 않아도 모두 알 것이다.

대다수 사람들이 좋아하는 맛있는 음식은 다 먹지 말라고 하니 한숨이 나온다. 나처럼 빵을 좋아하는 빵순이에게 빵을 먹지 말라는 것은 가장 고역이었다. 매일 샐러드와 고구마만 먹고 살 수는 없다. 나는 식사가 너무 큰 스트레스가 되지 않도록 최대한 인스턴트식품을 멀리하고 채소를 많이 먹는 것 정도로 타협하고 있다.

호르몬 양성 환자라면 호르몬과 관련된 음식은 더욱 주의해야 한다. 석류, 홍삼, 갱년기 치료제와 같이 여성 호르몬이 많이 함유된 음식은 조심해야 한다. 여성 호르몬이 함유된 콩 섭취를 꺼리는 경우가 있는데 콩의 식물성 에스트로겐은 유방암 환자에게 오히려 좋은 역할을 한다는 연구 결과도 있다.(256쪽 참고) 그래도 걱정이 된다면 콩가루, 콩물, 청국장환처럼 한꺼번에 너무 많이 섭취하는 것을 제외하고 조금씩 식품으로 섭취하는 것은 괜찮다고 본다.

타목시펜과 비슷한 역할을 하는 유방암에 좋은 음식들로는 브로콜리, 콜리플라워와 같은 십자 채소, 양배추 등이 있다. 이들 식품은 여성호르몬 해독에 도움을 주기 때문에 유방암에 대한 에스트로겐의 작용을 약하게 해서 암세포가 더 성장하지 않도록 하는 역할을 한다. 유방암의 위험을 40% 감소시킨다고 보고된 바 있다.

이 밖에도 유방암 환자의 식단에 대한 정보는 무궁무진하다. 유튜브에 검색만 하면 영양사나 한의사와 같은 전문가들이 아주 자세히 설명해주므로 꼭 한 번 들어보길 권한다. 그 많은 정보를 수용하고 내게 적용시키는 게 어렵지, 정보가 없어서 식단 관리를 할 수 없는 시대가 아니다.

유방암 환자들에게 추천되는 운동은 걷기이다. 최소한 일주일에 네 번, 약간 땀이 날 정도로 운동을 해야 하는데 하루 6천 걸음 이상을 걷거나 실내 자전거 타기를 40분 이상 하면 된다.

나는 운동을 멀리하는 삶을 살았다. 걷는 걸 싫어하고 가까운 거리도 차를 타고 이동하곤 했다. 그러나 암을 진단받고 걷기에 대한 인식이 달라졌다. 걷다 보니 세상이 보였다. 따스한 햇살, 시원한 바람, 흔들리는 나뭇잎. 바로 자연의 속삭임이 들렸다. 실내 자전거도 장만해서 거실 한편에 두었다. 바깥을 내다보며 자전거를 타다 보면 어느새 한 시간이 훌쩍 가기도 했다. 꼭 거창한 운동이 아니어도 좋다. 지금 당장 시작할 수 있는 걷기부터 실천해보자.

마지막으로 암을 극복하는 세 번째 방법은 '스트레스 받지 않기' 이다. 이 또한 말처럼 쉽지만은 않다. 하루아침에 성격을 개조할 수는 없으니 스트레스 받는 환경을 최대한 피하는 게 상책이다. 보통 걱정이 많고, 다른 사람을 많이 의식하고, 신경을 많이 쓰는 성격이 스트레스도 많이 받는다. 일을 완벽하게 처리하려는 완벽주의적인 성격도 스트레스에 한몫한다. 조금 적당히, 유연하게, 융통성을 발휘하고 조금씩 내려놓는 것이 좋지 않을까?

많은 암 환자들이 진단을 받기 전 극심한 스트레스에 노출되었거나 너무 치열한 삶을 살았다고 말한다. 나 역시 그랬다. 아이가 태어난 후 늘 육아 스트레스에 시달렸고, 어린이집 사건으로 아이가 트라우마를 겪으면서 온 가족이 극심한 스트레스 상황에 노출되었다. 복직을 하고 나서는 늘 정신적, 육체적 피로에 시달렸다. 운동도 하지 않고 인스턴트 음식을 달고 살았다.

암을 극복하기 위해서는 지금까지와 반대되는 삶을 살면 된다. 전이와 재발을 막을 수 있는 가장 중요한 열쇠는 내 몸의 체제를 더 이상 암세포가 살 수 없는 환경으로 바꾸는 것이라는 걸 잊지 말자.

알 아 두 세 요
---

1 식단 관리의 핵심은 당을 줄이는 것입니다. 암세포는 당을 먹고 자라기 때문에 혈당이 높은 식사를 해서는 안 됩니다. 혈당의 급격한 상승을 막기 위해 식사 시에는 식이섬유, 단백질, 탄수화물 순으로 음식을 섭취하는 것이 좋습니다.

2 호르몬 양성 환자라면 호르몬과 관련된 음식은 더욱 주의해야 합니다. 석류, 홍삼, 갱년기 치료제처럼 여성 호르몬이 많은 함유된 음식은 조심해야 합니다. 반대로 브로콜리, 콜리플라워와 같은 십자 채소, 양배추 등은 꼭 먹어야 합니다. 이들 식품은 여성호르몬을 해독하는 데 도움을 주기 때문에 유방암에 대한 에스트로겐의 작용을 약하게 해서 암세포가 더 성장하지 않도록 하는 역할을 합니다.

3 유방암 환자들에게 추천되는 운동은 걷기입니다. 최소한 일주일에 네 번, 약간 땀이 날 정도로 운동을 해야 하는데 하루 6천 걸음 이상을 걷거나 실내 자전거 타기를 40분 이상 하면 됩니다.

4 유방암 환자들의 마음 관리에서 가장 중요한 것은 스트레스를 받지 않는 것입니다. 앞에서도 계속 강조했지만 스트레스는 우리 몸에 정말 해롭습니다.

걷기,
그 마법 같은 힘에 대하여

　　나는 평발이라 조금만 걸으면 발바닥이 아팠고, 걷고 나면 쉽게
피곤했다. 그래서 일상생활에서 최대한 걷지 않으려고 노력했다.
가까운 거리도 가능하면 차로 이동하고, 운전을 할 수 없으면 버스
나 택시를 탔다. 발이 아프기도 했지만 차를 타면 빨리 갈 수 있는
거리를 걸어가면서 소요되는 시간이 아깝게 느껴졌다. 내 바쁜 일
상에는 걷기보다 중요한 일이 너무 많았고, 해결해야 할 일이 산더
미 같이 쌓여 있는데 느긋하게 '걷기'라니 안 될 말이지. 걸으면 큰
일이라도 나는 것처럼 생각하던 나를 변화시킨 건 암 진단이었다.

　　암을 극복하기 위해 많은 자료를 찾아보며, 나는 체력이 떨어진
암 환자에게 걷기보다 좋은 운동은 없다는 결론을 내렸다. 걷기는
특별한 장비나 금전적인 투자 없이도 할 수 있는 가장 안전한 유산

소 운동이고, 특히 식사 후 15분 걷기는 혈당을 낮춰준다. 암세포는 당을 좋아하기 때문에, 식사 후 혈당 상승을 막는 것은 암 환자에게는 매우 중요한 문제이다. 암 환자에게 식후 산책은 선택이 아니라 필수이고, 생존을 위한 운동이라고 봐도 무방하다. 걷기는 하루 6천 보 이상 빠르게, 땀이 날 정도로 걸어야 진정한 운동의 효과가 있다고 한다.

수술을 한 지 열흘째 되던 날, 배액관을 빼자마자 나는 걷기 시작했다. 우리 집은 산 아래에 있어 아파트를 둘러싸고 둘레길이 잘 조성되어 있고, 둘레길의 끝은 산림욕장으로 이어져 있었다. 마음만 먹으면 언제든 자연 속을 걸을 수 있는 최적의 환경에 살고 있었지만, 암에 걸리고 나서야 이 길을 만날 수 있었다.

나에게는 이 길을 걸을 수 있는 물리적 시간이 없었다. 아침 6시 반에 출근해서 저녁이 되어서야 돌아오는 삶. 집에 오자마자 다시 육아라는 더 힘든 직장으로 출근하여 새벽 1시가 다 되어야 퇴근하는데, 산책이 웬 말인가. 나는 무엇을 위해 그리 치열하게 살았을까? 결국 건강을 잃으면 아무것도 아닌 것을. 그때 어디선가 기분 좋은 바람이 불어와 내 머리카락을 스쳐 지나갔다. 어수선한 내 마음도 그 바람을 타고 멀리 날아가는 듯했다.

'그래, 과거를 후회하면 무슨 소용인가. 앞으로 더 많은 날을 걸으면 되지. 살아온 날보다 앞으로 살 날이 더 많을 텐데 지금껏 못

걸은 만큼 더 많이 걸으면 되지.'

이런 마음이 들자 걸을수록 점차 발걸음이 가벼워졌고, 발걸음처럼 나의 마음도 한결 가벼워졌다. 정말 신기한 일이었다. 나도 모르게 산림욕장까지 발길이 향했고, 난생 처음 혼자 산에 올랐다. 햇살에 빛나는 나뭇잎은 아름답고, 바람에 흔들리는 풀잎들은 싱그러웠다. 촉촉한 흙바닥이 주는 감촉은 시멘트 위를 걷는 것과는 또 다른 기분을 주었다. 자연이 주는 벅찬 감동 속에서 내가 이렇게 살아 있어서 감사했고, 두 발로 산을 오를 수 있어서 행복했다.

아이의 하원 시간에 맞춰 돌아올 때, 비가 후드득 내리기 시작했다. 모자를 둘러쓰고 우산도 없이 비를 맞았지만 기분이 하나도 나쁘지 않았다. 오히려 시원하고 상쾌했다.

나는 오늘도 절반은 의무감으로, 절반은 즐거운 마음으로 하루 6천 보 걷기를 실천한다. 수술 후 처음 산에 갔던 그날의 기억을 안고. 현실에서 매일 산에 가기란 쉽지 않아, 때로는 공원을 그것도 안 되는 날에는 마트를 돌아다니고, 비가 오면 주차장을 걷는다.

처음에는 6천 보도 힘들었는데 지금은 1만 보를 걸어도 피곤하지 않다. 걷기를 생활화한 덕분이다.

나처럼 평소 걷기를 싫어했던 분이 있다면, 이 글을 보고 꼭 걷기를 시작했으면 좋겠다. 지금 당장 운동화를 신고 현관문을 나서보자. 걷기의 놀라운 마법이 시작된다.

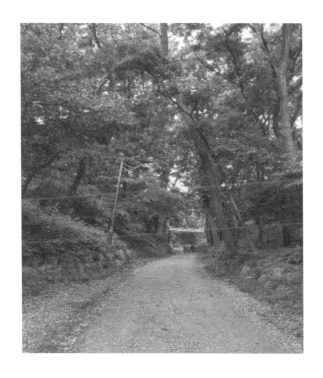

---------------------- ＼ 알 아 두 세 요 ╱ ----------------------

1   걷기는 암 환자에게 가장 좋은 운동입니다. 단순한 '운동'을 넘어 '생존을 위한 걷기'라
    고 해도 과언이 아니지요. 하루 6천 보 이상 걷기를 추천하며, 그것이 힘들다면 식사
    후 15분만이라도 가벼운 산책을 하여 체내 혈당을 낮춰주세요.

2   체력이 약한 암 환자가 처음부터 1만 보 이상을 걷는 건 힘듭니다. 조금씩 걸음 수를
    늘려가길 권합니다. 걷는 장소는 이왕이면 공기가 좋은 공원이나 둘레길, 숲이나 산이
    좋겠습니다.

필라테스 입문과
두 번째 목표 세우기

2019년 11월 말에 큰맘 먹고 필라테스를 등록했다. 그런데 수업을 등록하고 3개월도 되지 않아 코로나가 터지면서 무한정 수업을 연기하게 되었고, 그렇게 2년의 시간이 흘렀다.

운동을 계속했더라면, 암에 걸리지 않았을까? 이런 부질없는 후회를 하며 나는 필라테스를 다시 시작하기로 마음먹었다. 유방암 환자인 나에게는 코로나에 걸리는 것보다 암 재발이 훨씬 더 무섭기 때문이다. 운동은 건강한 삶을 영위하기 위한 '선택사항'이 아니라 '필수사항'이라는 것을 암에 걸리고 나서야 절감했다.

필라테스 센터는 고맙게도 2년 만에 찾아온 나를 군말 없이 받아주었다. 누군지 기억이 가물가물하던 필라테스 강사도 그대로 근무하고 있어 내심 반가웠다. 한편으로는 남들은 이렇게 열심히 운동을 하며 살고 있는데, 그동안 나만 코로나를 탓하며 운동을 게을리했구나 하는 자괴감도 들었다.

필라테스 수업 첫날, 여섯 명이 한 그룹이 되어 '리포머'라는 기구를 가지고 수업을 받았다. 2년 전 3개월 수강 이력이 전부인 나에게 용어부터 기구를 다루는 법까지 모든 게 낯설었다. 한 시간 내내 허둥지둥 다른 사람을 따라 하기 바빴다. 구성원의 연령대는 젊은 아가씨부터 중년의 아주머니까지 다양했는데 나만 쩔쩔매고 있었다. 다른 사람들은 이렇게 자기 몸을 가꾸고 살고 있었다니! 코로나는 그저 핑계에 불과했구나! 끝없는 자기반성이 이어졌다.

가장 우울한 순간은 내 몸이 내 맘대로 움직이지 않을 때였다. 분명 다리를 들어 올리라고 신호를 보냈건만 다리는 올라가지 않고, 팔을 뻗으라 명령을 내렸건만 올라가지 않는 팔을 보며 내 몸의 주인이 내가 아님을 뼈저리게 깨달았다. 가장 압권은 누워서 팔을 앞으로 나란히 뻗고, 복근의 힘으로 일어나는 동작을 할 때였는데 아무리 발버둥을 쳐도 일어나기는커녕 꼼짝도 하지 않는 내 몸뚱이를 보고 좌절하고 말았다.

그동안 정신이 몸을 지배하는 줄 알았는데 그야말로 '천만의 말씀, 만만의 콩떡'이었다. 공부가 진정한 자신과의 싸움이라고 여기며 살았는데 그것도 '아니올시다.'였다. 운동이야말로 가장 원초적인 자기와의 싸움이고, 나 자신을 위해 무엇보다 선행되어야 할 의

무였다. 나는 내 몸을 건강하게 돌볼 의무를 저버린 채 그동안 마음만, 머리만 돌보는 반쪽짜리 삶을 살았다.

'건강한 신체에 건강한 정신이 깃든다.'라는 말이 있다. 학생들에게 명언을 가르칠 때 국어 교과서에 꼭 나오는 문구이다. 이 진부한 말이 그날따라 내 가슴을 후벼 팠다. 아이들에게 가르치기만 할 게 아니라, 내가 먼저 느끼고 실천했어야 했는데. 아프고 나서야 내가 그동안 얼마나 많은 것들을 놓치고 살았는지 알게 되었다.

필라테스를 한 다음 날, 내 몸은 몸살이 난 것처럼 아팠지만 마음은 맑고 개운했다. 그리고 '6개월 안에 복근 만들기'라는 두 번째 목표가 생겼다. 평생 운동을 등지고 살아온 나에게 복근 만들기는 첫 번째 목표인 작가 되기보다 더 어려운 일로 느껴졌다.

그러나 실제로는 책 출간보다 복근 만들기에 먼저 성공했다. 필라테스를 시작한 지 정확히 3개월 만에 말이다. 첫 수업에서 큰 좌절감을 안겼던 '누워서 복근의 힘으로 상체 일으키기' 동작도 지금은 가뿐히 할 수 있다. 이렇게 되는 데까지 주 2~3회 정도 꾸준히 기구 필라테스 수업에 참여했다. 아무래도 수술한 팔은 조심해야 해서 상체 운동보다는 코어와 하체 위주로 운동을 했다.

30년 넘게 운동과 담을 쌓은 저질 체력인 나도 할 수 있으니 누구나 만들 수 있다. 이제 나는 운동을 하지 않으면 불안하고, 운동을 해야 몸이 개운해진다. 암이 가져온 긍정적인 변화 중 하나이다.

그러나 방심은 금물이다. 유방암 환자들은 수술한 쪽 팔을 조심해야 하므로 팔을 잡아당기는 동작과 팔로 상체를 지탱하는 자세는 조심해야 한다. 나 역시 처음에는 조심했지만 시간이 지나면서 점차 운동에 자신감이 붙었고, 어느 날 팔을 단련시키는 상체 근육 수업에 도전했다. 그 결과 딱 한 번의 수업이었는데도 불구하고 바로 액와막 증후군이 생기고 말았다.(208쪽 참고) 다행히 재활의학과에 가서 도수 치료를 4회 정도 받고 한 달 만에 회복되었다.

물론 사람에 따라, 운동의 강도에 따라 상체 근육 운동을 해도 괜찮은 사람이 있을 수 있다. 하지만 운동을 할 때는 자신이 수술을 한 암 환자라는 사실을 잊지 않았으면 한다. 뭐든 과한 것은 해롭다는 걸 다시 일깨워준 경험이었다.

알아두세요

1 필라테스는 수술 후 6개월은 지나야 시작할 수 있습니다. 팔을 무리하게 사용하는 동작은 피해야 하며, 운동 전 강사에게 유방암 환자임을 알려 도움을 받도록 합니다.

2 암 환자에게는 근력이 중요하며 걷기만으로 근력이 생기기는 어렵습니다. 필라테스는 근력을 키우기 좋은 운동입니다. 요가나 헬스, 필라테스 등 자신에게 맞는 운동을 찾아보세요.

방사선치료까지 마치고 나면 본원에서는 특별히 더 해줄 것이
없다. 3개월에 한 번 졸라덱스를 맞으러 병원에 가고, 6개월에 한
번 유방암 관련 정기검진을 받고, 1년 또는 6개월마다 산부인과에
가는 것, 이것이 병원 스케줄의 전부이다. 산부인과는 타목시펜을
복용하는 환자의 예방을 위해 진료를 보는 것이고, 졸라덱스는 환
자에 따라 한 달에 한 번 맞기도 한다. 이것은 호르몬 양성, HER-2
음성 타입의 경우이고, 암 타입이 달라 표적치료를 하는 경우에는
졸라덱스 대신 정기적으로 표적주사를 맞는다. 호르몬 양성, HER-
2 양성인 사람은 두 가지 치료를 모두 하는 것으로 알고 있다.

이제 정기적으로 가서 맞는 주사와 정기검진 외에 더 이상 본원
에서 하는 치료는 없다고 보면 된다. 그래서인지 표준치료를 마친

환자들은 앞으로 무엇을 해야 할지 불안을 느끼게 된다. 그동안 병원에서 하는 일련의 치료를 받으며 마음의 위안을 얻었지만 이제부터는 환자 스스로 암을 관리하고 극복하기 위한 항해를 시작해야 한다.

이때 조금 더 적극적인 사람이라면 대사치료[*] 병원이나 면역치료센터를 찾아 보조 치료를 하게 된다. 나도 여기에 속했다. 표준치료 중에 기능의학을 전문으로 하는 병원 몇 군데를 방문했다.

A병원은 대장항문 외과를 전문으로 하는 곳이었지만, 원장님이 대사치료를 한다는 소문을 듣고 찾아갔다. 하지만 A병원은 나에게 특별히 처방을 내려주지는 않았다. 조직검사결과지와 혈액검사지를 잔뜩 들고 갔지만 유산균만 사서 돌아왔다. 그 원장님의 요지는 나 정도 기수의 환자라면 표준치료로도 충분하고, 대사치료는 기수가 높아 표준치료가 불가능한 경우 시도한다는 것이었다. 그래도 걱정이 되면 나중에 표준치료 끝나고 혈액검사를 하러 와보라는 정도로 마무리되었다.

두 번째 간 병원은 대사치료병원은 아니지만 진단받은 B유방외

---

[*] 암대사치료란 암세포 대사에 영향을 주어 암의 성장을 막을 뿐만 아니라, 암으로 가는 영양분을 차단하여 암을 죽이는 치료방법을 말한다. 여기에는 기술요법, 메가비타민요법, 고주파온열암 치료, 고압산소치료, 영양치료 등이 포함된다.

과에 부속된 면역센터에서 보조치료를 받았다. B병원은 집과 가깝고 유방외과 원장님이 운영한다는 게 가장 큰 장점이었다. 그곳에서 방사선치료 전부터 IVC(비타민C정맥주사)를 맞았고, 방사선치료 동안은 면역센터에서의 치료를 중단하고, 표준치료 이후에 IVC와 고주파 온열치료를 병행했다.

IVC와 고주파온열치료는 시간을 너무 많이 뺏겼는데 그에 비해 효과가 정말 있는지 의문이었다. 비타민C로 제대로 항암 효과를 보려면 스케줄을 정말 잘 짜서 고용량으로 투여해야 하는데 현실은 그렇게 되기 어려웠다. 수술하지 않은 쪽 팔의 혈관만 계속 찌르는 것도 힘들고, 주사를 맞는 동안 목이 타는 듯한 갈증, 오한 등을 느껴 지속하기 쉽지 않았다. 결국 비타민C는 경구로 복용하기로 하고, 고주파온열치료 대신 항상 몸을 따뜻하게 하자고 결심하고 두 치료 모두 중단하였다.

세 번째로 유방암 환우들 사이에서 유명한 C기능의학 병원을 예약했다. C병원은 각종 면역질환에 대해 다루는 가정의학과의원이었다. A를 방문할 때와 마찬가지로 검사결과지를 잔뜩 들고 병원을 방문했다. 의사 선생님은 정말 친절했다. 진료 시간도 30분을 넘게 할애했고 나의 모든 질문에 귀찮은 내색 없이 성심성의껏 답변해주었다. 세상에 이런 의사 선생님도 존재하다니! 보다 정밀한 치료를 위해 혈액검사를 다시 했고, 중금속 여부를 확인하기 위해 머리를 한 움큼 잘라내 모발검사도 받았다.

그런데 피를 너무 많이 뽑아서인지 혈관에 멍이 들고 팔이 저리고 아팠다. 통증이 일주일 넘게 지속되니, 다음 진료가 무섭게 느껴졌다. 검사 결과를 들으러 가서 또 피를 뽑았다는 주변 환우의 얘기도 있었고, 중금속 결과 몸에 독소가 있으면 독소를 빼기 위해 약을 복용해야 한다는 얘기도 들었다. 이름도 낯선 자가면역질환이 의심되어 검사가 꼬리를 물고 이어진 분도 있었다.

이렇게 병원을 세 군데 전전하니 왜 대사치료가 현실에서 어려운지 어렴풋이 알게 되었다. 암을 공부하기 위해 책을 읽고, 공부하고, 기능의학 진료를 보는 것은 좋은 일이라 생각한다. 그러나 문제는 기능의학은 표준치료처럼 정해진 답이 없다는 데 있었다. 병원마다 검사를 하면서도, '이게 정말 내게 필요한 게 맞을까? 이렇게까지 검사를 하는 게 맞을까?' 의구심이 들었다. 정작 나에게 중요한 것이 무엇인가 곰곰이 돌이켜보았다.

대사치료에 확신이 없다는 것은 그만큼 정보가 많기 때문이기도 하다. 암 환자에게 가장 잘 알려진 '비타민C' 하나만 놓고 봐도 의견이 분분하다. 비타민C가 좋다고 해서 열심히 먹었는데, 누군가는 그것이 결석이 생긴 원인이 될 수도 있다고 말했다. H사의 제품이 가장 좋다고 하여 몇십 박스를 사두었는데 합성비타민 섭취 자체가 안 좋다는 얘기가 나온다. 한 마디로 정답이 없었다. 왜 표준치료에 '표준'이라는 말이 붙었는지 알 것 같았다. 폐경 이전의 호르몬 양성 타입의 환자에게는 어느 병원을 가더라도, 어떤 의사를 만나더라도 '타목시펜'을 처방하는 표준의 치료 방식이 존재하는 것. 그게 이렇게 중요할 줄이야.

나는 정작 가장 중요한 것을 놓치고 있지는 않은지 슬그머니 걱정이 되었다. 이런저런 일에 정보찾기에 몰두하느라 정작 더 신경 써야 할 것을 소홀히 하고 있지는 않나?

돌고 돌아 암 환자에게 가장 중요한 것이 뭔지 다시 생각하기 시작했다. 그리고 어떠한 관리도 꾸준히 할 수 있는 것이 가장 좋다는 결론을 내렸다. 면역치료는 끝이 없다. IVC를 언제까지 맞아야 하는지, 고주파 온열치료를 얼마만큼 받으면 좋은지 기약이 없다. 현실적으로 모든 치료를 다 할 수 없기에 내가 꾸준히 일상생활에서 실천할 수 있는 관리법이 무엇인지 고민했다. 가장 기본을 놓치지 말아야 한다는 원칙이 다시금 머릿속에 떠올랐다. 식단이나 운동, 마음 관리를 소홀히 하면서 면역치료만 백날 하면 무슨 소용이 있겠는가.

나는 식단 관리가 가장 어려웠다. 요리에 소질이 없다 보니 식단 챙기기가 쉽지 않았다. 요리 실력이 하루아침에 좋아지기는 어려우니 일단은 끼니마다 건강식을 챙겨 먹지는 못하더라도 먹지 말아야 음식은 반드시 제한하기로 했다. 하루에 한 끼는 꼭 샐러드를 먹어 채소와 섬유질을 보충하기로 했다. 그렇게 나의 체력과 에너지를 식단 관리에 더 투입하다 보니, 요리에 흥미가 없던 내가 어느새 제대로 된 요리를 하고 있었다. 참나물, 세발나물, 방풍나물 등 평생 이름도 모르고 살았던 나물들을 요리하고, 아피제닌 주스를 만들고, 토마토스튜를 만드는 삶. 암이 내 삶에 가져다준 또다른 긍정적인 변화이다.

우리 모두는 각자 잘하는 분야가 다르다. 식단 관리에 강한 사람, 운동을 잘하는 사람, 마음 관리를 잘하는 사람. 모두 다 잘한다면 좋겠지만 완벽하게 하기는 어렵다. 지금부터 이 세 가지 중 자신이 어떤 분야에 자신이 있는지 생각해보자. 그리고 가장 부족한 부분은 무엇인지 점검해보자. 가장 기본적인 것이 가장 중요한 것임을 잊지 말고, 꾸준히 실천할 수 있는 나만의 관리법을 만들었으면 좋겠다. 기능의학병원에서 하는 대사치료는 이 전제조건이 완성된 후에 해도 늦지 않다.

알아두세요

1   대사치료를 하기 위해서는 반드시 전문가와 상의를 해야 합니다. 가까운 기능의학병원을 찾아보고, 꾸준히 다닐 수 있는 곳으로 병원을 정하여 치료를 받길 바랍니다.

2   가장 중요한 것은 병원에만 의지하지 않고, 꾸준히 실천할 수 있는 나만의 관리법을 만드는 것입니다.

유방암 수술 후유증, 액와막 증후군

유방암 수술한 지 8개월 만에 후유증이 생겼다. 바로 액와막 증후군(Axillary web syndrome). 림프부종에 대해서는 익히 들어 알고 있었지만 '액와막 증후군'이라는 낯선 용어가 나를 당황케 했다. 진단받고 '유방암에 대해 많이 공부했다고 생각했는데 아직도 모르는 게 많구나.' 저절로 한숨이 나왔다. 병원에서는 왜 이런 것을 미리 알려주지 않는지 늘 아쉽다.

액와막 증후군이란 유방암 수술 후에 겨드랑이에서 팔 쪽으로 이어지는 긴 띠 모양의 구조물이 보이거나 잡히는 현상으로, 팔을 들거나 뻗을 때 팔이 당기면서 가동 범위가 제한되고 통증이 느껴지는 것이 증상이다. 주로 수술 후 첫 8주 내에 발생하는데 나처럼 수술 후 한참 뒤에 나타나는 경우는 근육에 무리를 주면 그럴 수 있다고 한다.

화근은 필라테스 상체 근력 수업이었다. 팔로 상체를 지탱하고 버티는 동작이 유독 많았는데 그날 이후로 계속 팔이 불편하고 아팠다. 예전에는 수술한 부위만 아팠다면 이번에는 팔꿈치와 어깨 사이의 뒷근육이 계속 당겼다. 팔을 들어 올리는 것도 수술 후 별문제가 없었는데 갑자기 '악' 하고 소리가 날 만큼 통증이 생겼다. 팔을 높이 들면 오른쪽 갈비뼈 부근까지 통증이 있었다. 만세를 하고 거울을 보니 겨드랑이에서 팔 쪽으로 이어지는 구간에 힘줄처럼 튀어나와 있는 것이 보였다. 한눈에 봐도 왼쪽과는 달랐다.

첫 번째 재활의학과를 방문할 때만 해도 그저 팔의 근육통이라고 생각했다. 본원의 재활의학과에서 치료를 받고 싶었지만 진료가 한 달 후에나 가능했다. 급한 대로 방문한 동네 2차 병원의 의사는 나의 팔을 만져보지도, 육안으로 상태를 보지도 않고 도수 치료를 권했다. 환자의 상태를 보지도 않고 어떻게 치료를 하겠다는 건지 실망스러웠다. 막연히 림프부종이 아닐까 불안했는데 도수치료사도 그저 예방 차원의 림프 마사지만 실시할 뿐 별다른 처치가 없었다.

두 번째로 찾은 재활의학과에서 팔의 둘레를 재고, 미세한 림프부종이 있음을 발견했다. 양쪽 팔 둘레를 재보니 수술한 쪽의 팔이 조금씩 더 부어 있었고 림프부종 초기에 해당한다는 얘기를 들었다. 그리고 도수 치료사가 치료를 하면서 드디어 '액와막 증후군'이라는 개념을 알려주었다.

집에 와서 액와막 증후군을 검색하니 모든 의문이 풀리는 기분이었다. 겨드랑이에 왜 힘줄 같은 게 생겼는지, 왜 수술 부위와 상관없이 팔 아래쪽이 당겼는지 이해가 되었다. 한 논문에 따르면 액와막 증후군은 유방암 수술 여성의 1/3에서 발생했으며 특히 60세 이상의 환자는 액와막 증후군의 발생 확률이 73% 더 높았다고 한다. 유방암 생존자의 약 30%는 생존 첫해에 액와막 증후군을 겪는 셈이다. 60세 이상의 여성과 액와막 증후군을 겪는 모든 여성은 림프부종 발생 위험이 증가하므로 수술 후 세심한 관리를 통해 액와막 증후군 조기 발견을 권고하고 있었다.

그러나 현실은 어떠할까? 나를 포함하여 많은 환자들은 액와막 증후군을 잘 모르며, 자신이 액와막 증후군이 생겼다는 사실조차 모르는 경우가 많다. 액와막 증후군의 증상이 수술 후 회복의 정상적인 부분이라고 믿는 환자들도 많았다. 나 역시도 두 번째 재활의학과를 찾지 않았다면 림프부종과 액와막 증후군이 온 것도 모르고, 안일하게 예방적 처치만 받았을 것이다.

액와막 증후군은 저절로 없어지지 않고 방치하면 더 심해지기 때문에 전문가의 치료가 꼭 필요하다. 액와막 증후군을 조기 발견하여 어깨의 가동 범위 제한으로 이어지지 않도록 지속적인 스트레칭과 통증관리를 하는 것이 가장 중요하다. 주변 환자들에게 수소문해보니 액와막 증후군은 한 번 발생하면 재발하기 쉽기 때문에 적극적인 재활치료를 받아야 한다고 했다. 또 숙련된 도수치료사가 유착된 조직을 끊어주는 것이 가장 좋은 치료법이라고 한다.

문제는 일반 동네 병원에는 액와막 증후군을 다루어본 도수치료사가 많지 않고, 액와막 증후군을 잘 모르면 단순한 오십견으로 오해하고 잘못된 치료를 할 수 있다. 본원의 재활의학과가 최선이겠지만 빠른 진료가 어렵다면 일반 정형외과보다는 암 요양병원이나 암 재활치료센터 쪽을 알아보길 권한다. 유방암 수술 후에 통증이 없어도 재활의학과 협진을 요청하여, 재활의학과 진료를 봐두는 게 좋겠다.

액와막 증후군말고도 림프부종 또한 방심해선 안 된다. 감시 림프절만 떼낸 경우 림프부종이 올 위험은 거의 없다고 알고 있어서 나 스스로도 너무 안일했다. 림프부종의 위험은 감시 림프절을 뗀 경우 3%, 방사선치료를 받은 경우 5%로 증가한다.

유방암 환자는 플랭크 자세, 팔굽혀펴기, 팔 잡아당기는 동작 등 팔에 무리가 가는 운동은 주의해야 한다. 팔 운동을 할 때는 스트레칭을 해서 근육이 너무 뭉치지 않게 해주면 좋다.

그래도 다행히 초기 림프부종은 림프 마사지와 도수치료를 병행하면 금방 회복된다. 림프부종은 한번 생기면 돌이킬 수 없다는 말을 많이 들어서 걱정했는데, 아주 심하게 부은 상태가 아니라면 초기부터 너무 걱정할 필요는 없다.

누군가 내게 암 진단 후 6개월이 지난 시점에 하지 말아야 할 것이 무엇이냐고 물어본 적이 있다. 나는 그때 바로 '복직'이라는 단어를 떠올렸다. 다른 말로는 너무 빠른 '일상생활로의 복귀'일 것이다. 직장을 다니고 있다면 복직이고, 전업주부라면 무리한 집안일, 그리고 평소 운동을 즐겨 하던 사람이라면 이전처럼 운동하는 것도 포함된다. 환자라고 웅크리고 있어서도 안 되지만 너무 무리해도 안 되는 것이 암 환자의 현실!

그 중간을 지키기가 어려워도 슬기로운 암 환자 생활을 위해서는 꼭 짚고 가야 할 부분이다.

알아두세요

1   유방암 수술 후 림프부종과 액와막 증후군을 조심하고, 팔에 무리가 가거나 힘이 많이 들어가는 운동은 각별히 조심하도록 합니다.

2   수술 후 별다른 통증이 없더라도 재활의학과 협진을 통해 수술 후 환자의 상태를 점검하고, 전문의에게 수술 후 스트레칭법과 주의사항을 조언받는 것이 좋겠습니다.

유방암 수술 후 나타날 수 있는
상지 기능 장애

액와막 증후군은 유방암 수술 후 나타날 수 있는 상지(어깨, 팔, 손을 통틀어 이르는 말) 기능 장애 중 하나이다. 상지 기능 장애란 유방암 수술 후 환자의 어깨, 팔, 손에 통증이나 부종, 기능 장애 등이 나타나는 것을 말한다. 수술 후 대흉근의 단축, 회전근개의 손상, 어깨 관절낭의 유착 등에 의해 발생하는데, 유방암 수술 환자의 50% 이상에서 상지 기능 장애가 발생한다고 한다.

쉽게 말해서 유방암 수술로 인해 일부 근육이 단절되고 그로 인해 어깨 주변의 근육들이 부하되어 문제가 발생한다고 보면 된다. 상지 기능 장애는 팔의 기능 저하와 통증으로 자칫하면 삶의 질을 떨어뜨리게 된다. 다행히 치료와 스트레칭을 통해 충분히 해결할 수 있으니, 증상이 나타났을 때 즉시 병원에 가는 것이 중요하다.

주의할 점은 원인에 따라 치료법이 다르므로 원인에 맞는 치료를 받아야 한다는 점이다. 유방암 환자들은 수술한 부분 쪽에 통증 주사를 맞는 것에 거부감이 있어 무조건 도수 치료만 고집하는 경우가 있다. 그러나 통증 주사는 신경 주변이나 근육 자체에 주사하기 때문에 림프 순환을 크게 방해하지 않는다고 한다. 그러므로 통증이 발생하면 '언젠가 나아지겠지.' 하고 두고 보지 말고, 전문가와 상의하여 자신에게 맞는 치료를 받도록 하자. 여기에서는 액와막 증후군과 림프부종에 대해서 자세히 다루고 나머지 상지 기능 장애에 대해서는 책 뒤쪽에 실었으니 특별부록을 참고하길 바란다.(259 쪽 참고)

액와막 증후군이 생기는 이유는 수술 때문에 혈관, 림프관, 신경 등을 감싸고 있는 연부조직*이 손상을 받기 때문이다. 손상받은 연부조직에 염증과 흉터가 생기게 되고 결국 조직이 딱딱하게 변하면서 '섬유화'**가 일어난다. 주로 림프절 전절제보다 감시림프절만 절제한 경우 많이 생기는데 감시 림프절을 멘 부위부터 시작하여 주변이 뭉치고 팔의 내측을 타고 팔꿈치 방향으로 띠가 자란다. 심한 경우 갈비뼈 있는 곳까지 통증이 올 수도 있다.

림프부종과 액와막 증후군은 다른 상지 기능 장애와 달리 유방암 환자에게만 생긴다는 것이 특징이다. 림프부종과 액와막 증후군과 같은 유방암 수술의 후유증을 막기 위해서는 팔에 무리를 주는 운동은 주의하고, 스트레칭 위주로 상체 운동을 하는 것이 좋다. 특히, 특정 동작을 하거나 무거운 것을 들었을 때, 팔이 묵직하다면 이것이 림프부종의 초기 증상이라고 하니 증상이 쉽게 호전되지 않는다면 진료받기를 바란다.

림프부종 예방법은 수술한 팔에서 혈액 채취하지 않기, 혈압 측정하지 않

◆　　연부조직은 힘줄, 혈관 따위와 같이 신체에서 단단한 정도가 낮은 특성을 지닌 조직을 말한다.

◆◆　섬유화란 고무줄처럼 탄력이 있던 근육조직이 섬유처럼 탄력이 없고 질거지는 조직으로 변화하는 것이다.

기, 뜨거운 물로 장시간 샤워나 목욕하지 않기, 무거운 물건이나 숄더백 들지 않기, 조이는 옷이나 장신구 착용하지 않기, 상처나 부상으로부터 늘 조심하기 등이 있다.

액와막 증후군 외에도 팔의 통증 원인은 다양하게 나타날 수 있고, 비슷한 것처럼 보여도 원인에 따라 치료 방법이 다를 수 있다. 따라서 정확한 치료를 위해서는 환자의 증상이 어디에 해당하는지 파악하는 것이 굉장히 중요하다.

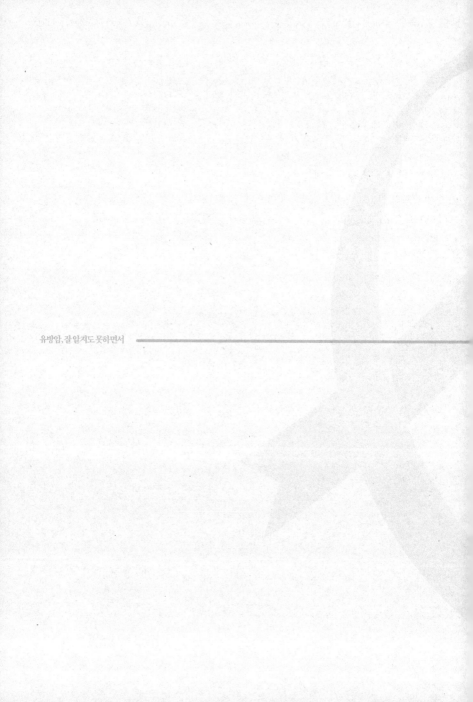

유방암, 잘 알지도 못하면서

일상으로 되돌아오다 5장

할머니가 되고 싶어!

'올 한 해 고생 많으셨고, 내년에는 좋은 일만 가득하시길 기원 합니다.'

12월 31일이면 한 해를 마무리하고 새해를 맞이하며 사람들과 나누던 덕담이다. 해마다 늘 별생각 없이 하는 말이 2021년 12월 31일에는 너무나 다른 의미로 사무쳤다.

서른여덟의 젊은 나이에 암에 걸려 '30대 젊은 유방암 환자'라는 살면서 한 번도 예상하지 못한 타이틀을 얻었다. 아직도 가끔은 내가 진짜 암 환자인지 어리둥절하다. 일상을 회복해서인지, 지난 치료과정과 진단 후 힘들었던 순간들이 남의 이야기처럼 낯설게 느껴질 때가 있다. 의식적으로 다른 일에 몰두하며 암이 주는 무게감에서 벗어나고 싶어 발버둥친 결과일지도 모르겠다.

그렇다고 암에 대한 기억을 잊고 마냥 일반인처럼 살아서도 안 된다. 전이와 재발에 대한 불안감으로 마음이 약해져서도 안 되지만, 마음 놓고 예전의 삶으로 돌아가도 안 된다. 일반인과 환자의 경계를 넘나들며 평생 아슬아슬한 줄타기를 반복하는 것이 암 환자의 운명일지도 모르겠다.

이제는 진단 직후 느꼈던 죽음에 대한 공포에서는 벗어났지만 아직도 자고 있는 딸아이를 볼 때면 울컥하는 마음이 솟구칠 때가 있다. 딸아이가 사랑하는 사람과 가정을 이루고, 손주를 낳아 내 품에 안겨줄 때까지 내가 건강하게 곁에 있어주는 것, 아프고 나서 그것이 내 인생의 가장 궁극적인 목표가 되었다. '그러려면 앞으로 40년은 더 건강하게 살아야 할 텐데, 할 수 있겠지?' 이런 마음이 고개를 들면 어느새 나도 모르게 눈물이 뚝 떨어진다. 자신이 없는 것은 아니지만 그렇다고 마냥 자신할 수도 없으니 말이다.

그래서인지 요즘은 연세 드신 할머니들이 참 부럽다. 평범하게 나이를 먹고, 할머니가 된다는 것이 얼마나 큰 축복인지 사람들은 알까? 다른 이에게는 너무나 당연히 주어지는 노년의 삶이 나에게는 간절한 소망이다. 할머니가 되어 아이 곁에 오래 머무르고 싶다는 욕심도 사실은 어느 정도 시간이 흐른 지금에서야 나오는 여유이다. 처음 진단을 받았을 때는, '나에게 1년 뒤가 있을까? 5년 뒤가 있을까?' 하는 불안감으로 숨이 막혔다. 아이의 초등학교 입학도 못 보고 죽을까봐, 아이가 사춘기를 엄마 없이 보낼까봐 남몰래 숨죽여 울었던 시간들. 어쩌면 유방암을 진단받은 모든 엄마들이 가졌을 마음이 아닐까. 나처럼 어린아이를 둔 엄마라면, 이 아이를 누가 키우나 싶어 마음이 찢어졌을 것이고, 사춘기 자녀를 둔 엄마라면 어떻게 아이에게 엄마가 아프다는 사실을 알릴까 고심했을 것이다.

아이는 이제 다섯 살이 되어 유치원에 간다. 다섯 살이 된다는 사실을 얼마나 기뻐하는지. 이제 언니가 되었다며 좋아하는 딸아이만큼이나 나도 나이 한 살 더 먹는 것이 새삼 기뻤다. 얼른 마흔이 되고, 쉰이 되고, 예순이 되어 남들처럼 환갑잔치를 할 수 있으면 좋겠다. 할머니가 되면 암에서 좀 자유로워질 수 있을까? 나이가 들면 세월이 나를 놓아줄까?

암 환자는 평생 가슴 졸이며 살아야겠지만 나이가 들면 그래도 마음이 한결 편안해지겠지. 얼른 '젊은 유방암 환우'라는 이름을 떼고, '암을 경험한 할머니'가 되는 것이 나의 소박하고도 원대한 꿈이다. 그때쯤이면 지금 이 순간을 회상하며 "살면서 그런 때가 있었지." 하고 웃을 수 있었으면 좋겠다.

암 환자에게 가족이란

표준치료를 마치고 일상을 회복했을 무렵의 일이다. 환자였던 내가 남편의 보호자가 되어 대학병원에 간 적이 있었다. 6개월 동안 병원에서 환자 역할을 하던 내가 보호자가 되어 대기실에 앉아 있으려니 기분이 이상하고 묘했다. 가운을 입고 들어가는 남편의 뒷모습을 바라보며 이제껏 남편이 이런 마음이었을까 만감이 교차하기도 했다. 불안하기도 하고, 떨리기도 하고, 괜찮을 거야 스스로를 다독여보기도 했다.

우두커니 앉아 남편을 기다리는데 괜히 눈물이 났다. 그럴 리는 없겠지만 남편도 어디가 크게 아프다면 우리 가족은 어떻게 하지? 그때 나는 남편이 우리 가족의 기둥이고 큰 버팀목이었음을 새삼 깨달았다.

남편은 오래전부터 오른쪽 하복부에 통증을 호소해왔다. 건강검진에서도 특별한 소견이 발견되지 않았고, 동네 병원에서 다시 한번 초음파를 하고, 복부 CT를 찍어봐도 아무런 이상이 없었다. 그러나 남편의 통증은 시간이 지나도 나아지지 않았다. 이쯤 되니 남편은 검사를 하고 뭐라도 나왔으면 하는 심정이 되었다. 원인을 알 수 없으니 치료도 불가한 상황이었다. 그렇게 하루 이틀 시간이 흐르는 사이 나의 표준치료가 끝나고 우리의 일상도 정상 궤도에 올랐다.

그날은 회사 사람들과 점심을 먹고 문득 회사 근처에 예전에 다녔던 비뇨기과가 남편의 눈에 보였다고 한다. 얼마 전 동네 병원에서는 원인을 알 수 없으니 대학병원 비뇨기과로 가보라며 진료 의뢰서를 써주었기 때문이었다. 남편은 혹시나 하는 심정으로 비뇨기과로 향했다. 비뇨기과 의사는 비뇨기과가 아니라 내과로 가야한다며 진료 의뢰서를 다시 써주었다. 그뿐 아니라 대학병원 교수에게 직접 전화를 걸어 진료 예약을 잡아주었다. 적극적으로 처치를 해준 의사에게 무척 고마웠다. 덕분에 한 시간 뒤로 대학병원 진료가 잡혔다. 그런데 갑자기 대학병원 진료를 보게 되었다며 남편이 보내준 예약 문자에서 '암센터'라는 단어가 눈에 들어왔다.

'암센터라고?'

나는 가슴이 철렁 내려앉았다. 왜 일반 내과가 아니라 암센터를 가지? 두근두근 심장이 엄청나게 빨리 뛰었다. 당장 남편에게 전화를 걸었다. 암이 의심이 되어 암센터를 가는 것은 아니라고 했다. 진료가 연결된 내과가 암센터 안에 있다는 설명이었다. 내가 알기로 암센터와 일반 진료는 따로 있는데……. 불안한 마음이 들었지만 그런 생각은 이내 머릿속에서 지워버리기로 했다. 병원마다 시스템이 다른 것이겠지. 암 환자가 되고 나니, 주변에 누가 조금이라도 아프면 무섭고, 암이라는 글자만 봐도 두려웠다.

진료를 보고 나온 남편은 다음 주에 대장 내시경과 복부 CT가 예약되었다고 했다. 그다음 주에 결과를 듣는 진료까지 예약이 잡혀 순식간에 2주간의 병원 스케줄이 생기고 말았다. 그동안 나를 보살피느라 정작 자신의 몸은 돌보지 못한 남편에게 미안하고 안쓰러운 마음이 들었다. 부디 검사 결과가 좋게 나와서 내가 남편의 보호자가 되는 일이 없기를 간절히 빌었다.

남편의 검사를 기다리면서 보호자의 입장이 되고 나니 환자의 힘듦과는 별개로 보호자가 감내해야 할 또 다른 무게가 나를 짓눌렀다. 그동안 나의 보호자로서 힘들었을 남편에게 감사할 따름이었다. 검사 결과 다행히 남편은 아무 이상이 없었고, 우리는 다시 평온한 일상으로 돌아갈 수 있었다. 재수술을 받을 당시 소은이가 아니라 내가 아픈 게 다행이라 여겼을 때처럼, 우리 가족 중 누군가 아프다면 그게 차라리 나서서 다행이란 생각이 들었다.

암 환자에게 가족이란 무엇일까. 나의 가장 든든한 지원군 남편과 사랑스런 딸 소은이, 늘 나를 걱정해주시는 양가 부모님, 이 세상에 하나뿐인 친정언니와 묵묵히 응원해주시는 시댁 형님들, 늘 기도해주시는 수녀 고모님, 내가 암에 걸렸다는 소식에 울먹이며 전화를 걸어준 이모들과 사촌언니, 몸에 좋은 걸 사 먹으라고 멀리서 용돈을 보내주신 큰엄마와 사촌오빠, 이 외에도 걱정해주시고, 염려해주신 모든 친인척분들, 가족이나 다름없는 돌봄 선생님……. 이 모든 분들의 사랑과 지지가 있었기에 내가 빠르게 회복할 수 있었으리라.

암 진단은 환자 본인뿐 아니라 가족에게도 큰 충격과 혼란을 준다. 그 과정에서 서로에게 상처를 줄 수도 있고, 부담과 스트레스를 줄 수도 있다. 그러나 시련을 극복하는 과정에서 더 단단해지고, 더 끈끈해지는 것이 가족이라는 생각이 든다. 가족들의 사랑에 감사하며, 환자 또한 어느 순간 다른 가족의 보호자가 될 수 있음을 생각하며, 서로가 서로의 버팀목이 되어주었으면 좋겠다.

고마워요, 엄마!
고마워, 내 딸!

"엄마, 엄마는 하늘나라 안 갈 거지? 내 옆에 오래 있을 거지?"

어느 날, 아이가 문득 내게 이런 질문을 했다. 눈물이 나오려는 걸 애써 참으며 아이의 머리를 쓰다듬으며 말했다.

"그럼, 당연하지. 엄마는 우리 소은이 옆에 평생 딱 달라붙어 있을 거야."

"딱풀처럼?"

"응, 딱풀처럼!"

이제 다섯 살이 된 딸아이는 사람이나 동물이 아파서 죽으면 하늘나라에 간다고 알고 있다. 세 살 때 친정에서 키우던 강아지 코코를 하늘나라로 떠나보낸 경험이 아이에게는 인상 깊게 남아 있나 보다. 아이는 2년이 다 되어 가는 지금도 그 순간을 선명히 기억하고 있다. 강아지만 보면 코코 얘기를 하고, 코코 사진을 보며 "코코 보고 싶다. 코코가 우릴 보고 있을까?"라며 하늘을 올려다본다.

암을 진단받을 당시 저 어린 것을 두고 죽을까봐 가슴이 무너져 내렸다. 치료과정 속에서도 나의 최대 약점은 소은이였다. 괜찮다고 수십 번 마음을 다독이고 담담하다가도, 딸 생각만 하면 눈물이 멈추지 않았다. 그러나 한편으로 딸이 있었기에 나는 다시 일어설 수 있었다. 아이 옆에 평생 딱 달라붙어 있기 위해, 딸의 인생에서 엄마의 역할을 끝까지 해내기 위해 나는 오래오래 살아야 했다. 죽음에 대한 공포와 두려움은 아이 인생의 중요한 순간마다 내가 함께 있어야 한다는 의지를 불태우며 차츰 옅어졌다. 엄마라는 이름은 나를 한없이 약하게 만들다가도, 강력한 힘과 의지를 불러일으키는 마법의 단어였다.

지금도 이따금씩 "엄마, 이제 쭈쭈 안 아파? 엄마 이제 다 나았어?" 하고 물어보는 아이를 보며 힘을 얻는다. 그리고 "응! 이제 엄마 다 나았어." 하고 활짝 웃어 보인다. 그렇게 말하면 정말로 다 나은 것 같은 기분이 들면서 행복의 기운이 우리 주위를 감싼다.

"엄마, 나는 커서 엄마 쭈쭈 고쳐주는 의사 선생님이 될 거야."

내가 아픈 후로 아이가 입버릇처럼 하는 말이다. 그때마다 아이가 고맙고 기특하면서도 한편으로는 마음이 아팠다. 아이는 엄마의 병이 무엇인지 가늠하지 못하지만 어린 마음에도 엄마가 아파서 얼마나 걱정되고, 불안했을까. 나는 아이에게 불안감을 심어주지 않기 위해 최선을 다했다. 더 많이 안아주고, 더 많이 사랑한다고 말해주었다.

엄마라는 이름은 또 다른 의미로 애틋한데, 그 이유는 나도 우리 엄마의 '딸'이고, 나에게도 소은이처럼 '엄마'가 있다는 사실 때문이었다. 결혼을 하고, 나이가 들수록 누구에게나 애틋해지는 그 이름, 엄마……. 나는 엄마로서 내 마음을 추스르기도 바빠서, 일부러 친정엄마의 마음을 헤아려보지 않았다. 아니 차마 헤아려볼 수가 없었다. 마흔도 안 된 젊은 딸이 암에 걸리면 부모의 마음은 어떨지 짐작하는 것은 내게도 너무 가슴 아픈 일이기에 엄마의 마음을 애써 외면해왔다.

나의 암 진단 소식에, 이 세상에서 가장 많이 눈물을 흘린 사람은 아마도 친정엄마일 것이다. 나는 엄마 앞에서 더 씩씩하게, 더 담담하게, 최대한 태연하려고 노력했다. '엄마' 하고 달려가 품에 안겨 울 수도 없었다. 그러면 나도, 엄마도 정말 무너질 것 같았기 때문이다. 더 밝은 모습만 보여드리려 애썼고, 엄마도 내 앞에서 울지 않으려 노력하셨다. 그렇게 엄마와 나는 힘든 시간을 버텼고 앞으로도 그럴 것이다. 묵묵히 서로를 응원하면서, 앞으로 살아 있는 동안 더 많이 사랑하고 감사하며, 부모와 자식의 연을 이어갈 것이다.

엄마만 언급했지만, 그 옆엔 아빠가 계시고, 또 나를 정말 사랑하고 아껴주시는 시부모님이 계시다. 오래오래 건강하게 살아서 소은이의 인생에서 엄마의 역할을 다하고, 적어도 부모님들이 살아계시는 동안 부모님의 인생에서 불효하는 자식으로 남지 않겠다는 또 다른 목표를 세워본다. 비록 한순간 걱정을 끼쳐드렸지만 부모님의 마음에 대못을 박는 일은 절대로 만들고 싶지 않다. 딸의 엄마로서 딸의 행복한 인생을 지키는 것이 나의 의무이고, 부모님보다 건강하게 오래 사는 것이 자식의 도리를 다하는 것이리라. 그런 생각을 하면 나도 양가 부모님도 그리고 나의 딸 소은이도 모두 건강해야 했다. 결국 이 모든 것을 가능케 하는 엄마라는 이름. 나는 엄마라는 이름으로 오늘도 힘을 내고, 힘이 들 땐 엄마에게 전화를 건다.

고마워요, 엄마! 고마워, 내 딸!

갱년기와 함께하는
제2의 삶

수술이나 방사선치료와 같은 큼지막한 치료가 끝나면, 호르몬 약을 복용하며 암을 관리하고 살아야 하는 암 경험자로서의 삶이 기다리고 있다. 타목시펜 복용이 반년을 넘어가자, 눈에 띄는 부작용으로 갱년기 증세가 나타났다. 이전에는 잠이 들면 중간에 깨는 일이 드물었는데 지금은 자다가도 두세 번은 꼭 깬다. 너무 추워서거나 너무 더워서 둘 중 하나이다. 땀에 흠뻑 젖어 깨기도 하고, 갑자기 추워서 오들오들 떨며 이불을 뒤집어쓰기도 한다. 어쩜 이렇게 변덕스러울 수 있을까?

잦은 빈뇨감으로 잠에서 깨기도 한다. 잠이 깨면 잠도 잘 오지 않았다. 타목시펜이 가져오는 또 다른 부작용인 수면 장애일까.

또 하나의 문제는 새벽에 눈을 뜨면 눈이 건조하고 빡빡해서 건

딜 수가 없었다. 타목시펜의 부작용으로 읽었던 시력 저하, 각막 변화, 백내장, 망막증 등의 용어들이 마음에 걸려 안과 진료도 받았다. 특별한 이상은 없었지만 심한 안구건조증이라는 진단을 받고 안약과 인공 눈물들을 처방받았다. 눈이 건조할 때마다 수시로 인공눈물을 넣으며 버티는 중이다.

손가락 관절이 저리다든지, 무릎이 아프다든지 하는 관절통도 타목시펜의 부작용으로 알려져 있는데 아직 그런 증세는 없다. 관절영양제인 MSM을 꼬박꼬박 챙겨 먹은 게 도움이 된 것일까? 관절통이 심하게 오면 잠을 잘 수가 없을 정도라는데 그런 부작용이 없는 것만으로도 감사하고 다행한 일이다.

생활에 가장 불편한 것은 급격한 체온 변화 정도인 듯하다. 추위를 엄청 타서 겨울을 싫어하던 내가 11월에도 창문을 열어 놓고 반팔을 입고 있을 정도이니 말이다.

감정 조절도 예전 같지 않다. 아이에게 버럭 하고 화를 내는 경우가 늘었고, 불같이 화를 냈다가 화를 낸 사실에 죄책감을 느끼며 미안해하기를 반복했다. 몇 해 전 갱년기를 겪으며 고생하시던 친정엄마가 떠올랐다. 엄마도 이래서 힘들어하신 걸까? 엄마는 갱년기인데 식구들이 그걸 몰라준다며 내심 서운해하셨다. 그런데 이제 내가 그런 엄마를 이해하게 되어버렸다. 내 나이 이제 38살인데 갱년기와 더불어 살아야 하다니, 조금 속상하기는 하지만 보다 건강한 삶을 살기 위해 감수해야 하는 부분이라 생각한다. 남들보다 조금 빨리 갱년기가 온 것일 뿐!

유방암 진단은 내 인생 최대의 고비였지만 내 인생의 터닝 포인트가 되었다. 진단 이후 내 삶은 달라졌다. 이제 죽음의 공포는 털고, 암을 관리하는 삶으로 한 걸음 더 나아가 보련다. 나는 그동안 내가 살아온 시간보다 몇 배는 더 건강하고 더 풍요롭게 삶을 누릴 것이다.

다시 태어난다면
지금의 삶을 선택할까?

처음 유방암에 걸렸다고 했을 때 '혹시 내가 아이를 낳지 않았다면, 남편과 결혼하지 않았다면, 암에 걸리지 않았을까?'라는 생각을 한 적이 있었다. 지난 몇 년의 삶을 돌이켜봤을 때 암에 걸린 게 당연할 정도로 임신과 육아가 너무 힘들었기 때문이다. 시험관 임신으로 몸은 축나 있었는데 태어난 아이의 기질은 예민했다. 설상가상 어린이집 담임교사의 부적절한 돌봄을 겪으며 아이가 트라우마를 극복하는 데 반년의 시간이 걸렸다. 복직까지 겹치며 삶이 너무 피폐하고 이렇게 사는 게 정말 맞는지 회의가 들 때 암이 내게 찾아왔다.

이제 와 생각해보면, 그때 암에 걸린 것이 나를 살렸다. 《암은 병이 아니다》의 저자인 안드레아스 모리츠는 "암이 나를 아프게 하는 것이 아니라, 아프기 때문에 암이 생기는 것이다."라고 말했다. 암은 우리를 죽게 하는 병이 아니라 내 몸이 살기 위해 보내는 신호라는 것이다. 더 이상 그렇게 살지 말라고, 지금 당장 그렇게 사는 삶을 멈추라는 아주 강력한 신호. 나는 다행히 늦지 않게 그 신호를 발견했고 교사로서의 삶을 멈추었다. 엄마로서의 삶을 멈출 수는 없었기에 휴직이 내가 할 수 있는 최선이었다.

내가 치료를 하며 집에 있자, 아이가 좋아지기 시작했다. 입술을 물어뜯어 늘 피가 나고, 손톱을 쥐어뜯어 열 손가락을 모두 밴드로 칭칭 감아야 했던 아이가 조금씩 달라졌다. 어린이집 사건 이후 다른 사람과 눈 마주치기를 불안해하고, 내 뒤에 숨던 아이가 지금은 큰 소리로 지나가는 사람들에게 "안녕하세요!"라고 인사를 한다. 처음 보는 친구에게 먼저 다가가고, 낯선 사람과 의사소통하는 데 주저함이 없다. 한 마디로 마음이 안정된 것이다.

가까운 지인인 천주교 신자 분은 내게 이런 말을 했다.

"하느님은 공평해요. 모든 것을 다 주지 않아요. 소은 엄마에게 아픔을 주신 대신 소은이와 함께 할 수 있는 시간을 주신 거라 생각해요."

나는 이 말에 깊이 공감한다. 아프지 않았다면, 지금처럼 아이와 많은 시간을 보내지는 못했으리라. 계속 그렇게 살다가 더 무섭고 손쓸 수 없는 병에 걸렸을지 모른다. 그런 생각을 하면 비교적 빠른 시기에 유방암을 발견하고 치료할 수 있었음에 다시 한번 감사한 마음이 든다.

누군가 나에게 이런 말도 해주었다.

'하느님은 한쪽 문을 닫으실 때 다른 쪽 문을 열어주신다.'

처음 이 말을 듣고 무슨 말인지 곰곰이 생각해보았다. 인생을 살 때 고통도, 행복도 각기 다른 문이 있으니 한 가지 일에 너무 좌절하지도, 슬퍼하지도 말라는 의미 같았다.

그럼 이제 처음 질문으로 돌아가 본다.

'혹시 내가 아이를 낳지 않았다면, 남편과 결혼하지 않았다면, 암에 걸리지 않았을까?'

내가 지금과 다른 인생을 선택했다면 암에 걸리지 않았을지도 모른다. 그러나 내 선택을 후회하거나 되돌리고 싶지는 않다. 남편과 소은이가 없는 내 인생은 상상할 수 없기 때문이다. 하느님은 공평하시어, 내게 상위 1% 예민한 아이와 상위 1% 헌신적인 남편을 같이 보내주셨다. 남편의 사랑과 보살핌이 있었기에 지금까지 아이를 키울 수 있었고, 암이라는 인생 최대의 고비도 넘길 수 있었다. 그래서 누군가 나에게 다시 태어나도 지금의 삶을 선택하겠느냐고 묻는다면, 나는 기꺼이 '네'라고 답할 것이다. 암을 유발하는 나쁜 습관들은 제외하고 말이다.

암에 걸렸다고 해서 지난 삶 전체를 부정하지는 말았으면 한다.

내가 잘못 살아서 암에 걸렸다고 생각하기보다는, 그동안 스스로를 돌볼 처지가 못 되었음을 인정하고 나를 다독여주었으면 좋겠다. 앞으로의 삶도 마찬가지이다. 암에 걸린 나를 불쌍히 여겨 자기 연민에만 빠지기보다 암 환자인 나를 받아들이고 앞으로 나아가는 자기 수용을 하는 사람이 되었으면 한다. 스스로를 불쌍히 여기는 마음이 커지면 결국 계속 불행할 수밖에 없다.

반면 자기 수용은 자기 자신을 가치 있는 인간이라고 생각하는 것이다. 자기의 가치 기준이 자기 자신의 경험에 근거한 것이라고 생각하고, 자기 자신의 감정 따위를 있는 그대로 볼 수 있게 되는 상태. 그것이 심리학에서 말하는 자기 수용 상태이며 자기 수용의 상태에 도달한 것을 상담 성공의 필요조건으로 삼는다고 한다.

"살다 보면 아프기도 하고, 암에 걸릴 수도 있는 거지!" 하고 툭툭 털고 일어날 수 있는 마음가짐을 가져보자. 그럼 어느새 내 안에 불행의 씨앗은 사라지고, 마음에 평화가 찾아오지 않을까?

암 진단 후에도
다시 새로운 봄이 찾아온다

유방암을 진단받고, 그동안 암이 주는 공포에서 벗어나려고 책도 읽고, 글도 써보고, 새로운 일에 몰입도 해보고, 참 바쁘게 살았다. 새로운 사람들을 만나고, 새롭게 도전하는 일도 많아졌다. 암을 진단받고 치료하는 과정은 '나'라는 사람을 다시 알아가는 의미 있는 시간이었다. 마흔을 앞두고 국어교사가 아닌, 소은 엄마가 아닌, 그냥 '나'로 존재하며 내가 좋아하는 일이 무엇인지, 내가 하고 싶은 일이 무엇인지 찾는 과정이었다.

나는 호기심이 참 많은 사람이다. 궁금한 건 꼭 해결해야 하고, 잠시도 가만히 있지 못하는 사람이다. 나도 내가 이렇게 일을 벌이는 걸 좋아하는 사람인 줄은 몰랐다. 오죽하면 친정부모님이 이제 아무것도 하지 말고, 제발 좀 쉬라고 당부를 하신다. 그런데 나는 그사이 또 부모님의 말씀을 어기고 말았다. 그것도 전혀 생각하지 못한 방식으로 말이다.

얼마 전 암 환우가 직접 글을 쓰고, 암 환우들의 재능기부로 책을 발행하는 출판사 대표님을 알게 되었다. '암 환우는 암 환우가 돕습니다.'라는 슬로건이 마음에 와닿았다. 출판사업 외에도 환우들을 위한 재능기부, 후원 등 여러 좋은 일을 하고 있다. 훌라 강사는 훌라를, 뜨개질 강사는 뜨개질 자조모임을 통해 암 환우의 힐링을 돕고 있었다. 이 밖에도 암 환우가 판매하거나 암 환우가 써도 되는 좋은 제품들을 구성하여 프리마켓을 열기도 하고, 암 환우의 경제적인 자립을 위한 역할 고리가 되어 주고 있었다. 나도 조금이나마 이 선한 나눔 행렬에 보탬이 되고 싶은 마음이 들었다.

내가 할 수 있는 일은 무엇이 있을까? 본업은 국어교사이고 글쓰기를 좋아하며 5살 아이를 둔 엄마. 지금의 나를 한 문장으로 정의하라면 이게 다였다. 재능이라고 하기에는 소박하지만 그래도 내가 좋아하는 글과 책으로 다른 암 환우를 도울 수 있을까? 대표님께 나의 이런 생각을 전하자 뜻밖에도 내게 온라인 독서모임의 리더를 제안해주셨다. 교사 독서모임, 학생 독서모임, 어린이 그림책 독서모임은 해봤지만 암 환우 독서모임이라니! 생각지도 못했던 제안에 당황했지만 나는 바로 제안을 받아들였다. 국어교사인 나에게 가장 어울리는 분야를 찾은 것 같아 기쁘기도 했다.

독서모임을 처음 고민할 때는 전부 '암'이나 '투병'에 관한 책만 떠올랐다. 좀 더 밝고, 일반적인 책을 추천해달라는 대표님의 주문에 우리 집 책장 앞에 서보았다. 학창 시절, 시집과 소설책을 끼고 살았던 문학소녀는 어디로 사라졌을까? 대학 시절, 학교를 오가는 전철 안에서 내릴 역을 놓칠 만큼 소설책에 파묻혀 있던 대학생은 온데간데없고, 이제 마흔을 앞둔 아줌마가 책장 앞에 서 있었다. 나는 이렇게 나이 들고 병들었는데 책들은 세월이 흘러도 그 자리에서 그대로 반짝반짝 빛나고 있었다.

오래전 선물받은 김형경 선생님의 《천 개의 공감》이라는 심리 치유 에세이가 눈에 들어왔다. 방황하고 흔들리던 젊은 시절의 나를 잡아준 책이었다. 이 책을 보니 그 당시 기억들이 떠올랐다. 나에게만 세월이 흘렀을 뿐, 책은 우리 집 책장에 그대로 남아 젊은 시절의 추억을 말해주고 있었다.

두 번째로는 남편이 내게 선물로 준 정호승 시인의 《내가 사랑하는 사람》을 골랐다. 첫 장에 적힌 남편의 글씨가 눈에 들어온다.

'그대에게 시집을 줄 테니, 나에게 시집을 오시오.'

나에게는 지금 생각해도 웃음이 나오는 멋진 말이다. 남편은 어떻게 이런 말을 생각해 냈을까? 남편의 고백 편지에 연애를 시작했고, 연애 중간중간 남편이 써준 시들이 내 마음을 사로잡았다. 남편은 언어유희 쪽으로 재치가 있었다. 시집을 건네며 청혼했고, 이

시집을 볼 때면 가장 아름답고 행복했던 그때의 기억이 떠오른다.

음악도 그렇고 책도 마찬가지이다. 음악을 들으면 그 음악이 흘러나오던 그 시대의 추억이 아련히 생각나듯, 책도 그 책을 읽었던 그 시간과 공간을 품고 있다. 누구에게나 이런 젊은 날의 추억이 있을 것이다. 어쩌면 암 환자라는 테두리에 갇혀서 문득 그런 것들을 못 보고, 못 느끼고 살고 있는지 모른다는 생각이 들었다. 그리고 중요한 것은 결국 사람과 사람 사이의 소통에서 온다는 것을 알았다. 다른 환우들을 돕고 싶다는 나의 마음이 작은 불씨가 되어 내 마음에도 온기를 불어넣었으니 말이다.

나는 문학을 가르쳤던 사람이고, 문학을 사랑하는 사람이다. 문학을 통해 위로받고, 힘을 얻던 그 숱한 나날을 왜 잊고 살았을까. 이제는 암의 그림자에서 벗어나 싱그러웠던 그 시절의 나로 돌아가고 싶다. 긴 긴 겨울이 가고, 계절에도 봄이 오듯이. 내 인생에 봄이 꽃처럼 다시 피어나기를 소망해본다.

오늘 나에게 주어진 하루를
뚜벅뚜벅 걸어가야겠다

유방암에 걸린 후 이제까지 열 명이 넘는 의사 선생님을 만나 이야기를 나누었지만, 언젠가 꼭 한번 만나 뵙고 싶던 의사 선생님이 있었다. 처음 내 가슴에 혹이 생겼을 때, 맘모톰 시술을 해주셨던 유방외과의 원장님이다. 맘모톰 시술 때에도 따뜻하게 말을 건네주셔서 잠깐이지만 '마음이 참 따뜻한 분이구나.' 생각했었다.

그럼에도 불구하고 당시 나는 맘모톰 시술을 후회했기에 후에는 그 병원에 가지 않았다. 지금까지 후회로 남는 부분이다. 3개월 뒤 병원에 다시 갔다면 분명 원장님은 적극적인 대처를 하지 않았을까? 처음부터 맘모톰 시술을 권하신 분이니 아마 그랬을 것이다. 그런 마음이 밀려오면 나 자신이 원망스럽다가도 '애초에 맘모톰 시술을 안 했더라면 더 좋지 않았을까?' 하는 원망의 마음도 스멀스멀 올라와 여러 가지 감정이 교차했었다.

　모든 맘모톰 시술 환자가 나처럼 되는 것도 아니니, 누구에게도 책임을 물을 수 없다는 걸 안다. 이미 벌어진 일이고, 돌이킬 수 없는 일이지만 그래도 한 번쯤은 만나 그때의 선택에 대해 의사 선생님과 이야기를 나누고 싶었다. 나처럼 맘모톰 시술을 하고 바로 혹이 생기는 경우가 있는지 궁금했고, 훗날 암이 될 녀석을 가장 먼저 목격했던 의사 선생님의 이야기를 듣고 싶기도 했다.

　당신의 환자가 1년 4개월 만에 암 환자가 되어 나타나자, 원장님은 안타까운 내색을 감추지 못하셨다. 그리고 당시의 기록을 살펴보며 "그때 그것이 암이었다니⋯⋯." 하고 같이 황당해하셨다. 그리고 다음과 같은 말씀을 해주셨다.

　"초음파에서 2~3mm 되는 작은 것도 발견하는데 1cm의 혹을 발견 못했다는 것은 상식적으로 말이 되지 않는다. 그러나 실제로 존재하니까 차라리 내가 발견하지 못했다고 생각하는 것이 마음이 편하다."

　없던 혹이 생겼다고 보기에는 너무 황당하니 차라리 의사가 발견하지 못했다고 생각하는 것이 마음이 편하지 않겠냐는 것이었다. 혹이 그렇게 빨리 생길 수도 있느냐는 내 질문에는 "암은 아무도 알 수 없다. 그냥 최선의 치료를 받았다고 마음 편하게 생각해라. 알려고 할수록 다친다. 평범하게 살아라. 나도 모른다."라며 솔직하게 답하셨다.

그리고 원장님이 겪었던 두 명의 환자 사례를 말씀해주셨다. 한 달 전 검사에서 아무것도 발견되지 않던 환자가 갑자기 커다란 종양이 생겨 암 진단을 받은 이야기, 2년 동안 혹의 크기가 변함이 없어서 양성으로 생각했던 혹을 우연한 기회에 제거했는데 알고 보니 암이었다는 사례. 결론은 '암은 정말 모른다.'이다.

그리고 덧붙이신 한 마디.

"그게 무슨 의미가 있느냐."

그 한마디에 많은 것이 함축되어 있었다. 원래 있었던 혹을 발견하지 못했던들, 아니면 정말로 혹이 그 짧은 시간 안에 생겼던들 그게 무슨 의미가 있느냐는 것이었다. 암은 아무리 유능한 의사도 원인을 알 수 없고, 원인을 파고들기보다 앞으로 즐겁게 사는 게 훨씬 더 중요하다는 것이리라. 암에 대해 최고의 지식을 갖고 있는 의사 선생님도 모르는 문제를 알려고 아등바등했으니, 그동안 얼마나 힘들었겠나 싶어 맥이 풀리면서도 원장님의 솔직함과 털털함이 나의 마음을 움직였다. 그동안 엉켜 있던 마음의 실타래가 스르르 풀리는 기분이 들었다.

원장님은 곧바로 메모지를 꺼내서 내게 꼭 먹어야 할 영양제들을 적어주셨다. 추천받은 영양제를 살짝 공개하면 필수로 종합비타민, 비타민C, 비타민D를 추천하셨다. 그리고 오메가3, 유산균,

칼슘, 마그네슘은 선택에 맡긴다고 하셨다.

결국 영양제에 대한 나의 결론은 의사가 10명이라면 추천하는 영양제 리스트도 10개라는 것이다. 의사든 약사든 저마다 중요하게 생각하는 영양제가 다르므로 결국 자신이 믿는 의료진을 정하고, 영양제도 소신껏 복용할 수밖에 없다.

그렇지만 의사 선생님이 확신을 갖고 영양제를 먼저 추천해주시는 경우는 흔치 않기에 환자의 입장에서는 이러한 배려가 반갑고 감사했다. 이어서 면역치료에 대해서도, 식단에 대해서도 견해를 말씀해주셨다. 그중에서도 특히 이 말씀이 기억에 남는다.

"토마토가 좋다고 평생 토마토만 먹을 거냐, 가지가 좋다고 가지만 먹을 거냐. 아무리 좋은 음식도 한 가지만 계속 먹으면 질려서 못 먹는다. 암에 좋은 음식, 암에 나쁜 음식도 특별히 없다. 내가 좋아하는 음식을 먹으며 마음이 행복한 것이 제일이다."

처음 진단을 받고 대학병원에 갔을 때 주치의 선생님도 이와 비슷한 말씀을 하셨다. 가리지 말고 먹고 싶은 것 잘 먹으라고. 그때는 그 말이 마음에 와닿지 않았다. 그런데 암 생존자로서 시간이 지나고 보니 무엇인지 좀 알 것 같았다.

암에 좋은 음식, 나쁜 음식은 분명히 존재한다. 그러나 이분들은 어떤 좋은 식단도 마음가짐을 이길 수는 없다고 꾸준히 말씀하고 있었다. 식단을 아무리 잘 지켜도 스트레스를 받으면 소용이 없다. 돌고 돌아 환자에게는 다른 그 무엇도 아닌 마음 편안하게, 행복하게 사는 게 중요하다는 걸 깨달았다.

그리고 마침내 정점을 찍은 한 마디.

"너무 공부하지 마라. 좋아하는 음식 먹고, 좋은 옷 사 입고, 여행 다니며, 즐거운 생각만 해라. 우리 어차피 100년 뒤에는 다 없다. 뭘 그렇게 힘들게 사느냐."

이 말을 듣는데 갑자기 진료실에서 눈물이 쏟아졌다. 처음 진단을 받았을 때도, 수술을 할 때도, 항암을 안 하게 되었을 때도, 의사 선생님 앞에서는 한 번도 눈물을 흘린 적 없던 내가 어차피 100년 뒤에는 다 없다는 말에 가슴이 울컥했다. 왜 눈물이 났을까? 그것은 한마디로 정의할 수 없는 복잡하고 미묘한 감정이 섞인 눈물이었다. 그동안 마음고생했던 나 자신이 불쌍하기도 했고, 허무하기도 했다. 어차피 100년 뒤에는 모두 죽고 없는데 뭘 그리 아등바등했을까. 너무 일희일비할 필요 없겠구나. 주어진 하루를 즐겁게 사는 것이 가장 중요하다는 것을 깨닫자 하염없이 눈물이 흘렀다. 무엇보다 나를 안타까워하는 원장님의 진심이 느껴졌다. 이제는 정말로 모든 것을 내려놓고 살고 싶은 마음이 들었다.

방사선치료를 막 마치고 한참 유방암 공부에 빠져 있을 때 진단을 했던 의사 선생님도 그렇게 공부하지 말라는 똑같은 말을 했었다. 결국 돌아보면 모든 의사 선생님들이 방식이 다를 뿐 내게 같은 조언을 하고 있었구나. 어쩌면 그동안 그것을 받아들일 내 마음의 준비가 안 된 거였을지도 모르겠다. 마음이 중요하다는 것을 머리로는 알고 있었지만, 가슴으로 받아들이지 못했다.

"원장님은 마음을 참 편하게 해 주시네요."

나는 울음과 웃음이 뒤섞인 채로 이렇게 말했다.

"면역이 뭐야? 마음 편하게 먹는 게 면역이야. 불안해하지 말고 편하게. 궁금한 거 있으면 또 보러 와요."

진료실을 나서며 나는 그동안 마음에 묻어두었던 오랜 숙제를 해결한 기분이 들었다. 처음에 매듭을 묶은 곳에서 매듭을 푼 느낌. 말로는 다 설명할 수 없지만 속이 후련해졌다고 해야 하나. 그리고 의사 선생님과의 이런 감정적인 소통이 나 같은 환자에게 얼마나 영향력이 있는지 깨달았다. 맘모톰을 권한 의사 선생님에게 품고 있던 마음의 앙금, 암에 대한 풀리지 않는 의문도 이제는 내려놓아야 할 시간임을 알았다.

이 시간 이후로 더는 지나간 과거에 얽매이지 않기로 했다. 과거는 내가 어찌할 수 없지만 현재와 미래는 나의 힘으로 바꿀 수 있다. 학창 시절 내가 좋아하던 윤동주 시인의 〈서시〉에 나온 구절처럼, 이제 오늘 나에게 주어진 하루를 뚜벅뚜벅 걸어가야겠다.

수술 1주년,
인생 2막의 시작

 유방암 수술 1주년인 날, 1년 검진이 잡혀 오랜만에 본원을 찾았다. 6개월 검진을 받았던 게 엊그제 같은데 6개월이 또 지났다니 시간이 빠르다. 검진 날은 늘 남편과 동행했는데 이날은 처음으로 나 홀로 집을 나섰다. 병원으로 가는 길, 올려다본 맑은 하늘에는 뭉게뭉게 양떼구름이 떠 있었다. 청명한 하늘만큼이나 내 몸도 깨끗하기를 간절히 소망하며 병원으로 향했다.
 1년 전 수술을 하러 병원에 갈 때는 모든 것이 두렵고 막막했다. 그러나 이제는 하늘을 올려다보고, 병원의 갤러리에서 그림도 구경하고, 내 얼굴을 사진으로 담을 여유가 있다. 1년 전 병원은 두렵고 무서운 곳이었다. 어디가 어딘지 몰라 낯선 병원을 남편과 헤매고 다녔다. 그런데 지금은 곁에 보호자가 없어도, 아무렇지 않게 병원을 누비는 씩씩한 환자가 되었다.

오후 1시에 첫 검사를 시작으로 오후 8시 40분에 마지막 검사가 잡혀 있었다. 거의 8시간을 병원에 혼자 있게 된지라 초록빛 나무들과 저 멀리 도시가 한눈에 내려다보이는, 병원에서 내가 제일 좋아하는 장소에 자리를 잡고 책을 펼쳤다. 책을 읽다가 중간중간 알람에 맞춰 검사를 받았다.

1년 검진 항목은 혈액검사, 뼈검사, 유방 MRI, CT검사(흉부, 복부, 골반)였다. 이미 한 번 해봤던 검사들이라 크게 힘든 일 없이 지나갔으나 MRI는 조금 달랐다. 1년 전 암 진단 직후 MRI를 찍을 때는 워낙 정신없어서 힘든 기억조차 남지 않았나보다. 유방 MRI는 30분 정도 소요되는데, 15분 정도 지났을 때 주사로 약을 투여하여 전과 후를 비교한다. 주사약의 차가운 기운이 혈관을 타고 퍼지더니, 잠시 후 온몸이 뜨거워졌다. 엎드려 찍느라 안 그래도 자세가 불편한데 막판에는 숨이 안 쉬어지고 온몸이 불타는 느낌까지 들었다. 더 이상 버티기 힘들어 손에 쥐고 있던 비상벨을 누를 뻔할 즈음 다행히 검사가 종료되었다.

모든 검사를 마치고 나와 시계를 보니 밤 9시였다. 늦은 시간인데도 CT검사실에는 아직 환자가 많았고 낮처럼 환했다. 세상에는 여전히 아픈 사람이 많았고, 늦게까지 고생하는 의료진도 많았다. 그래서인지 병원에 혼자 있었지만 외롭지도 혼자라는 생각도 들지 않았다.

암 환우들은 수술 후 다시 태어났다는 의미로 수술한 지 1년이 되면 '한 살 먹었다.'고 표현한다. 나는 이제 겨우 꼬꼬마 한 살. 이렇게 1년, 2년, 시간이 흐르다 보면 어느새 5년이 되어 산정특례를 졸업하는 날도 오겠지. 산정특례가 끝나는 날, 나는 어디에서 무얼 하고 있을까. 다시 학교에서 학생들과 함께 정신없는 하루를 보내고 있을까?

오늘 나의 한 살 생일을 축하하며 학교 동료 선생님이 축하 메시지와 과일을 선물로 보내주셨다. 1년 동안 고생 많았다며, 열심히 생활한 나를 축하해주시고 앞으로 행복한 일만 있을 거라는 덕담을 해주셨다. 수술 1주년을 기억하고 응원해주시니 감사한 마음에 눈물이 핑 돌았다. 아프고 나서 감사한 일이 더 많아졌다. 그 감사한 마음에 보답하기 위해 나는 앞으로 건강하고 행복하게 살아야 한다.

1년 동안 참 많은 것이 변했다. 식습관과 생활 습관을 바꿨지만 가장 많이 변한 것은 내 마음가짐이다. 걱정과 근심으로 가득했던 부정적인 마음 대신 긍정적으로 생각하게 되었다. 사소한 일에 감사하고, 더 많은 사랑을 나눌 줄 알게 되었다.

사람들은 암 환자들이 할 수만 있다면 암 진단 이전으로 돌아가고 싶을 거라고 생각하겠지만 꼭 그런 것만은 아니다. 지금의 나는 아프기 전보다 훨씬 행복하고 자유롭다. 암을 겪고, 삶은 더 풍요로워졌고, 나는 현재의 내 인생을 사랑한다.

우리는 누구나 죽는다. 암 환자들은 죽음이라는 상황과 직면하며 나의 삶을 돌아보는 기회를 갖는다. 암은 내게 앞으로 어떤 삶을 살아야 하는지 가르쳐 주었다.

바로 오늘이 행복한 삶. 먼 훗날 미래의 행복이 아니라, 지금 여기 이 순간, 살아 있다는 것이 가장 큰 행복임을 아프고 나서야 깨달았다. 이제 다시 새로운 시작을 꿈꾼다.

나의 인생 2막은 지금부터 시작이다.

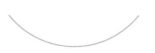

유방암이 당신 삶에도 전환점이 되기를

암 진단 후 4일째 되는 날 글을 쓰기로 마음먹었고, 6개월 만에 브런치 작가가 되었다. 처음 한 자리로 시작한 독자 수는 세 자리가 되었고, 나의 글을 읽어주는 사람들이 점점 늘어났다. 내 글을 기다려주는 사람들이 있다는 게 얼마나 가슴이 두근거렸는지 모른다. 가장 기분이 좋은 순간은 내가 쓴 글을 읽고 희망과 용기를 얻었다는 메시지를 받을 때였다. 글을 읽으며 자신의 모습이 떠올라 눈물이 났고, 동시에 위로가 되었다는 메시지를 보면 가슴이 벅찼다. 내가 쓴 글이 다른 이의 마음을 위로하고, 공감을 불러올 수 있다니. 얼마나 감사하고 멋진 일인가!

"책으로 나오지 않아도 너는 이미 훌륭한 작가다. 많은 유방암 환자들이 네 글을 읽고 도움이 되었다면 그걸로 된 거야."

아빠의 이 말씀을 듣고 마음에 꽃씨가 심어진 듯 환한 기분이 들었다. 엄마는 나의 글을 읽으며 젊은 시절에 의사의 오진으로 죽을병에 걸린 줄 알고 어린 딸들을 두고 엉엉 울었던 20대의 엄마가 떠올랐다고 하셨다. 가슴이 뭉클했다. 내가 소은이의 엄마이듯, 엄마는 나의 엄마였다. 남편은 나보다 더 꼼꼼하게 글을 읽으며 오자를 고쳐주고, 짧은 시간에 어떻게 그 많은 글을 썼느냐며 사기를 북돋아주었다. 그리고 마침내 브런치에 연재한 원고를 바탕으로 이렇게 내 책이 세상에 나오는 기쁨을 누리게 되었다.

암을 진단받고 글쓰기를 시작한 것은 사실 살기 위해서였다. 죽음이라는 공포를 벗어나, 살기 위한 몸부림이 내게는 글쓰기였다. '암'이라는 무시무시한 녀석이 나를 집어삼키는 것을 막기 위해, 내 정신을 온전히 지키기 위해 글쓰기를 선택했다. 내게는 글쓰기가 나를 치유하는 원천이었다. 글을 쓰기 시작하자 샘물에서 물이 샘솟듯이 쓰고 싶은 이야기가 계속 떠올랐다. 그동안 어떻게 쓰지 않는 삶을 살았는지 의아할 정도로 계속 글을 쓰고 싶은 욕구를 멈출 수가 없었다.

어느새 나를 위한 글쓰기는 타인을 위한 글쓰기로 향해 가고 있었다. 그리고 그 열망이 출간으로 이어졌다. 막연히 언젠가 나의 이름으로 된 책을 내고 싶다는 소망이 있었는데 암으로 인해 그 소망이 앞당

겨졌다. 암에 걸리지 않았다면 교사를 퇴임하고서야 도전해 볼 꿈이었을 테다. 암이 내게 준 선물 같기도 하니 인생이 참 아이러니하다.

처음에는 암을 진단받고, 두려움을 없애고 어딘가에 몰두하기 위해 시작한 글쓰기였지만 이제는 나의 경험이 다른 사람에게 많은 도움이 된다는 것을 안다. 나를 치유하기 위해 시작한 글쓰기가 다른 사람을 치유할 힘도 가진다는 것을 경험했다.

글을 쓰며 암 환자로서 겪는 불안과 공포 대신 다른 일에 몰두하고 전념할 수 있다는 게 감사했다. 유방암에 대한 이야기를 쓰면서도 때때로 내가 환자라는 사실을 잊곤 했다. 참 신기한 일이었다. 암을 경험한 것도 그저 인생을 살아가며 겪은 특별한 체험 중 하나일 뿐이고, 언젠가는 "그땐 그랬지." 하고 담담히 말할 수 있을 거란 생각마저 들었다. 정말 마법 같은 일이다.

내가 유방암에 관한 에세이를 책으로 낸다고 하자 누군가는 말했다. "환자 에세이? 어차피 다 자기 힘들었다는 이야기잖아."

그렇다. 이 이야기는 유방암에 걸려 힘들었던 나의 이야기이다. 그러나 내가 힘들었음을 토로하려고만 쓴 이야기는 아니다. 이 글을 읽는 다른 유방암 환우들이 "나만 이렇게 힘든 게 아니구나. 다들 비슷한 고민을 하고, 비슷한 걱정을 하고 있구나." 하고 위로받길, 그리고 한발 더 앞으로 나아가길 바라는 마음으로 쓴 글이다.

좀 더 먼저 유방암을 경험한 환자로서, 치료과정뿐 아니라 심리 변화까지 전할 수 있다면 내가 겪은 시행착오를 줄일 수도 있지 않을까 하는 마음으로. 그리고 가족 또는 지인 중에 유방암 환자가 있다면 "환자가 이런 마음을 갖고 있구나, 이런 치료를 받게 되는구나." 미리 짐작할 수 있었으면 했다. 마지막으로 유방암과 관련이 없는 일반인이 이 책을 보게 된다면 부디 경각심을 갖고 자신의 건강을 돌아보는 계기가 되었으면 했다.

암은 누구나 걸릴 수 있다. 그리고 그것을 극복하는 데는 다양한 방법이 있다. 나는 글을 썼지만, 누군가에게는 음악, 누군가에는 미술, 누군가에는 요리, 누군가에게는 운동이 암을 극복하고 제2의 삶으로 나아가는 계기를 마련해 줄 것이라 믿는다. 암 환자라고 해서 좌절하거나, 슬퍼하지 말았으면 좋겠다. 각기 다른 영역에서 자신을 반짝반짝 빛나게 할 무언가가 반드시 있을 테니까! 그걸 찾아 새로운 인생의 목표를 세운다면 암을 진단받기 전보다 더 아름답고 행복한 삶을 살 수 있을 것이다.

일상 회복을 위한
암 관리 노하우

·

1장의 내용은 이 책의 감수를 맡아주신 박춘묵 원장님과 상의하여
암 환자들에게 추천하고 싶은 식습관을 10가지로 정리한 것입니다.

·

2장은 유방암 수술 후 겪을 수 있는 후유증과 그 관리법에 대한 내용을
의사선생님과 함께 알기 쉽게 풀어 쓴 것입니다.

·

3장은 암 카페 회원들의 이야기에 관련 내용을 찾아보고 도움이 될 만한
내용을 덧붙였으니 참고하세요.

·

4장은 암 환자에게 유용한 사회복지제도에 대한 안내입니다.

·

5장은 암과 관련하여 읽어볼 만한 책을 소개하고, 각 책을 어떻게
읽으면 좋을지 활용법을 담았습니다.

1 | 먼저 식습관을 바꿔요

철저한 식단 관리가 어려운 분들, 몸에 좋은 것이 많다는 것은 알지만 다 챙겨 먹기가 힘든 분들을 위해 이 책의 감수를 맡아주신 박춘묵 원장님과 함께 암 환자들에게 추천하고 싶은 식습관 10가지를 정리했습니다.

1 | 하루 한 끼 샐러드 먹기

암 진단 이전에 저는 샐러드를 다이어트 하는 사람들이나 먹는 음식이라고 생각했죠. 하지만 샐러드는 가장 쉽고 편하게 채소를 섭취할 수 있는 음식이에요.

부엌일이 서툴거나 바쁘면 다양한 종류의 채소를 손질해서 만들기도 힘들죠. 먹는 속도가 따라가지 못해 버리는 식재료가 더 많을 수도 있고요. 그런데 요즘은 맛있는 샐러드를 다양한 경로로 주문해서 쉽고 편하게 맛볼 수 있어요. 채소로만 이루어진 샐러드를 사서 파프리카, 브로콜리, 당근, 오이, 토마토 등을 추가하는 것도 방법이에요. 채소는 녹즙, 과즙의 형태로 섭취하는 것보다 샐러드로 먹는 것이 식이섬유를 효과적으로 챙길 수 있다고 해요.

2 | 정제하지 않은 곡류 선택하기

정제된 곡류는 혈당을 빠르게 올려요. 암 환자는 혈당 관리를 해야 한다는 내용 기억하시죠? 그러므로 빵을 꼭 먹고 싶다면 흰빵 대신 호밀빵이나 귀리빵 등의 통곡물빵을 드세요. 밥도 흰쌀밥 대신 현미밥이나 잡곡밥을 먹고요. 밥의 양은 원래 먹던 양의 2/3로 줄여서 탄수화물 섭취를 줄이는 것이 좋아요.

3 | 매일 적당량 단백질 섭취하기

과도한 단백질 섭취도 암 환자에게 권고되지 않지만 단백질 금식 또한 몸을 망가뜨리는 원인이 됩니다. 암 환자라도 몸무게 kg당 0.8g의 단백질은 섭취해야 근육이 빠지지 않습니다. 필요

없는 아미노산(생물의 몸을 구성하는 단백질의 기본 구성단위)은 해독되어 버려지므로, 매일 적당량을 꾸준히 먹는 것이 좋습니다.

암 환자는 닭고기, 오리고기, 생선, 해산물, 콩, 두부, 달걀 등을 골고루 섭취하면 적절한 단백질을 보충할 수 있어요. 콩의 이소플라본이 에스트로겐과 비슷하게 작용하여 유방암세포를 증식하는 것이 아니냐는 주장이 있었지만 이소플라본 섭취가 유방암 발생을 감소시켰다는 논문도 많아요. 반찬으로 먹는 분량의 콩을 피할 필요는 없고, 다만 콩은 농약의 허용치가 높으므로 가급적 유기농 콩으로 드세요.

4 | 고기는 삶거나 데쳐서 먹기

소고기, 돼지고기와 같은 붉은 고기는 암 환자에게 좋지 않다고 알려져 꺼리는 분들이 많아요. 하지만 육류는 단백질을 공급하므로 무조건 피할 수는 없어요. 고기는 조리법이 중요해요. 튀기거나 굽거나 기름에 볶는 조리 방법은 암을 유발하는 화학 물질이 생성되어 좋지 않아요. 직화, 훈연, 가공한 육류는 피하고 품질이 좋은 살코기를 삶거나 데쳐 먹는 보쌈, 수육, 샤브샤브 같은 음식을 추천합니다.

암 환자는 붉은 고기를 멀리하라는 또 다른 이유는 철분 때문인데요, 붉은 고기에는 많은 양의 철분이 있어요. 그래서 육고기를 많이 먹으면 체내 철분의 흡수를 높여 과잉 철분을 저장하게 만들고 이것이 문제를 일으킬 수 있다고 해요. 반대로 철분이 너무 부족해도 암세포를 죽이지 못하기 때문에 암 환자도 철결핍 빈혈 진단이 확실할 때는 철분을 섭취해야 한다고 합니다.

5 | 식이섬유 많은 음식 먹기

식이섬유는 5대 영양소에는 들어가지 않지만 최근 건강을 위해 꼭 섭취해야 하는 제6의 영양소로 자리 잡았어요. 암 환자는 특히 식이섬유를 많이 먹어야 해요.

변비에 좋은 것으로만 알려져 있던 식이섬유는 암 생성 물질을 흡수하는 기능을 담당할 뿐 아니라 포도당의 체내 흡수를 지연시켜 혈당의 급격한 상승을 억제한다고 해요. 또 식이섬유가 장 내에 잔존하면 장내 세균이 이를 분해하면서 유익한 영양분을 얻게 됩니다. 식이섬유가 많아지면 산성도가 증가하여 유해 세균이 줄어들고요. 체내 노폐물을 흡착해 배출하는 역할을 하기도 하지요.

식이섬유가 풍부한 대표적인 음식으로 사과, 바나나, 브로콜리, 양배추, 샐러리, 콜리플라워, 고구마, 귀리, 단호박, 아보카도, 키위, 포도, 당근, 견과류, 양파, 미역 등이 있습니다.

6 | NK세포 활성도를 높이는 음식 먹기

NK세포는 우리 몸에서 암세포를 잡는 데 특화된 면역세포라고 앞에서 따로 다룬 바 있죠. 책을 열심히 읽으신 분들은 NK세포의 활성도를 왜 높여야 하는지 여기서 설명하지 않아도 아실 것이라 생각해요. NK세포의 활성도를 높이는 음식에는 현미, 버섯, 당근, 호박, 시금치, 콩, 두부, 된장, 청국장, 마늘, 블루베리, 십자화과 채소 등이 있습니다.

7 | 과일은 적당히 섭취하기

과일에는 비타민C와 E, 각종 미네랄 등 우리 몸에 필요한 영양소가 많이 들어 있지만 과당도 많기 때문에 섭취에 주의가 필요합니다. 신진대사가 떨어진 암 환자가 입맛이 없다고 과일로 끼니를 때우는 건 바람직하지 않아요. 과당은 대사 질환을 일으키거나 살찌게 하는 원인이 됩니다. 또 지방간을 생기게 하고 요산도 높일 수 있다고 해요. 항암치료로 인해 아무것도 못 먹는 상황이면 과일이라도 먹어야겠지만 그런 경우를 제외하고는 과일은 적당량 섭취하는 것이 좋습니다.

여기서 말하는 적당량이란 식사 전후로 자기 주먹 크기 정도의 분량 또는 하루에 종이컵 2개 분량을 나누어 드시는 겁니다.

8 | 견과류는 신선한 것으로만 먹기

견과류는 건강에 좋아서 암 환자의 간식으로 많이 추천됩니다. 그러나 오래된 땅콩은 죽은 암세포도 되살린다는 말, 혹시 들어보셨나요? 이 말은 땅콩뿐 아니라 저장된 곡물, 호두, 캐슈너트, 피스타치오 등 모든 견과류에 해당하는 말이에요. 견과류가 오래되면 곰팡이가 피는데, 이 곰팡이가 '아플라톡신'이라는 독소를 만들기 때문입니다. 신선한 견과류를 적당히 먹는 것은 건강에 이롭지만, 산패한 견과류를 먹는 것은 위험합니다.

땅콩이 유독 유방암에 해로운 식품으로 알려진 것은 땅콩 속의 'PNA'라는 단백질이 암세포의 전이를 촉진시킨다는 연구 결과 때문이에요. 다량의 땅콩(250g) 섭취 1시간 후 혈액에서 PNA

가 상당량 증가했다는 보고가 있으므로 땅콩을 이렇게 많이 먹지는 않는 것이 좋겠고, 어쩌다 몇 개 집어 먹는 것으로 PNA 걱정은 안 해도 될 듯합니다. 무조건 땅콩이 나쁘다는 것은 속설이며, 땅콩버터는 오래된 땅콩이 함유되어 있을 확률이 높아서 피하라고 하는 것이에요. 견과류는 신선한 것으로 조금씩 구입하여 드시는 것을 추천합니다.

9 │ 식자재는 가급적 유기농, 친환경으로 고르기

유기농이란 화학비료나 농약을 최소 3년 이상 사용하지 않은 땅에서 퇴비나 유기질 비료만을 이용해 작물을 재배하는 영농방법입니다. 친환경 재배는 농약 사용량을 이전의 절반 이하로 줄여서 농사를 짓겠다는 계획을 가진 경우를 말하고요. 예전에는 저도 굳이 이런 제품을 골라 사 먹지 않았는데요, 암 환자가 되고 나서는 가급적 친환경 유기농 제품을 이용합니다. 값은 조금 더 비싸더라도 더 안심하고 먹을 수 있으니까요.

식자재뿐 아니라 우리가 일상생활에서 쓰는 화장품, 샴푸나 비누, 린스 같은 목욕용품도 친환경 제품으로 바꿀 것을 추천합니다.

10 │ 지연성 알러지 검사와 소화효소제

평소 피부 질환(발진, 두드러기)이 잦거나 과민대장증후군이 있다면 지연성 알러지 검사(Food IgG)를 통해 피해야 할 음식을 확인해보는 것도 도움이 됩니다. 다만, 이 검사는 실비보험이 적용되지 않기에 뚜렷한 증상이 없다면 굳이 할 필요는 없어요.

아무리 좋은 음식이라도 가려움, 설사, 복부 팽만, 두통 같은 이상 증상이 반복된다면 본인의 면역과는 안 맞는 것이므로 굳이 이겨내면서 드시려고 하지는 마세요. 세포에서 소화효소를 만들 때도 ATP란 에너지가 쓰이기 때문에 온몸에 기력이 없다면 소화효소도 만들기 어려워져서 소화불량이 생기거나 체할 수도 있습니다. 이럴 땐 무조건 본인의 소화력으로 이기겠다고 생각하지 마시고, 소화효소제를 한 번씩 드시는 것이 도움이 됩니다. 더불어 밀가루와 설탕은 항상 피하시고, 내가 먹는 것이 바로 내 몸이란 것도 잊지 마세요.

2 | 유방암 수술 후유증 예방 & 관리법

유방암 수술 후 겪을 수 있는 후유증과 그 관리법을 의사 선생님과 함께 최대한 알기 쉽게 풀어썼습니다. 스트레칭 동작은 무리하지 않도록 조심해주세요.

1 | 상지 기능 장애 종류와 관리법

상지 기능 장애란 유방암 수술 후 환자의 어깨, 팔, 손에 통증이나 부종, 기능 장애 등이 나타나는 것을 말해요. 유방암 수술 후 잘 생기는 상지 기능 장애는 다음과 같아요. 비슷한 것처럼 보여도 각각의 원리와 증상, 치료 방법이 달라요. 따라서 정확한 치료를 위해서는 환자의 증상이 어디에 해당하는 것인지 파악하는 것이 굉장히 중요해요.

① 대흉근 단축

수술과 방사선치료 이후 절제된 유방 밑에 위치한 대흉근, 즉 앞가슴 근육의 단축으로 상지 움직임의 제한이 오는 것을 말해요. 어깨를 돌리는 동작은 가능하나 앞으로 올리는 동작과 수평으로 뒤로 젖히는 동작에 제한이 생겨요.

[관리법]　수술 후 초기에 가슴 근육 늘리기 동작 등의 스트레칭이 필요해요. (팔을 W모양으로 만들어 뒤로 젖히는 동작)

② 유착성 관절낭염

흔히 오십견이라고 하며 수술 후 통증으로 인하여 팔을 움직이지 않아 발생할 수 있어요. 어깨 관절이 모든 방향으로 운동범위가 감소되는 양상을 보이며 통증이 심한 편이에요. 초음파로 검사했을 때 회전근개손상이 없는 경우 오십견에 해당하는 경우가 많아요.

[관리법]　관절강 내 주사, 관절 주변 근육이나 신경 주사, 물리치료, 도수치료 등으로 치료할 수 있습니다.

③ 회전근개 손상

유방암 수술 초기에 소흉근이 단축되면서 어깨 주위 근육의 손상이 발생할 수 있어요. 소흉근의 단축으로 어깨가 틀어질 수 있는데 이를 교정하지 않고 팔을 계속 사용할 경우 회전근이 좁아진 관절 내에서 기계적인 마찰이 반복되면서 손상이 올 수 있어요. 오십견은 타인의 도움을 받아도 팔을 잘 들어올리지 못하지만 회전근개가 손상되면 다른 사람이 도와주면 통증은 있지만 팔을 들어올릴 수는 있어요. 안전벨트를 착용하거나 머리 위로 손을 올리는 활동 시 앞쪽 어깨에 통증이 발생하며 손상이 심할 때는 물건을 드는 힘이 약해질 수 있습니다.

[관리법]   주사로 통증을 완화할 수 있고, 통증을 유발하는 생활 습관 교정, 견갑골 안정화 운동 등으로 관리할 수 있어요.

④ 근막통증 증후군

수술 후 자세가 좋지 못한 경우 목과 어깨, 가슴 주변 근육들에 통증이 생길 수 있는데 근육이 뭉치게 되면 스트레칭 시 뻣뻣한 불편함이 느낄 수도 있어요.

[관리법]   통증유발점 주사, 온열치료 등의 물리치료, 스트레칭이 도움이 됩니다.

⑤ 액와막 증후군

겨드랑이와 팔 안쪽을 따라서 심하면 팔꿈치 아래까지 단단한 띠 같은 것이 만져지는데 이를 액와막 증후군이라 해요. 림프관 주위 결체조직이 결합하여 짧아져서 나타나는 증상으로 스트레칭 및 운동으로 호전되기도 합니다.

[관리법]   자가운동, 연부 조직 이완, 스트레칭, 붕대 요법 및 림프 도수치료 등이 있어요.

⑥ 유방절제 후 통증 증후군

유방 수술 후 수술 부위 흉곽이나 겨드랑이, 팔 안쪽에 감각 저하나 저림, 바늘로 찌르거나 타는 듯한 신경병적 통증이 나타나는 경우도 있어요. 대개는 시간이 지나면서 호전되지만 간혹 만성통증으로 지속되기도 합니다.

[관리법]   약물 치료, 전기 자극 치료, 신경 주사 등을 시도해볼 수 있어요.

⑦ 림프부종과 림프정체

림프부종은 림프 혈관계 순환 장애로 인해 조직에 과도한 부종이나 염증 유발 물질이 축적되어 섬유화가 초래되는 만성질환이에요. 수술 후 림프부종의 발생은 림프관 절제술이나 방사선 치료 여부와 연관이 있어요.

[관리법]　림프 마사지, 도수치료, 스트레칭, 온열요법과 같은 보존요법, 림프부종 조직을 절제하는 외과적 치료 등이 있습니다.

2 | 상지 기능 장애 예방운동

[주의사항]　• 수술 후 한달이 지난 후부터 가능합니다.
　　　　　　• 운동 중에 수술부위 통증이 느껴지면 자세를 멈춘 채로 심호흡을 하고 불편함이 사라지
　　　　　　　면 운동을 다시 반복하세요.
　　　　　　• 팔 운동은 배액관을 제거한 후(봉합사 제거 후)에 시작합니다.
　　　　　　• 하루 세 번 시행하고 모든 운동은 5회씩 반복합니다.
　　　　　　• 피부이식을 한 경우에는 의사와 상담하세요.
　　　　　　• 편안하고 넉넉한 옷을 입으세요.

① 만세 부르기

선 자세에서 양팔을 쭉 뻗어 머리 위로 올리고 이 자세를 10초 이상 유지합니다.

② 팔꿈치 당기기

양손을 뒷목에 대고 양 팔꿈치가 앞으로 닿을 수 있도록 모으세요. 이 자세를 10초 이상 유지합니다.

③ 뒤에서 악수하기

등 뒤에서 양손을 잡고 통증이 일어나지 않는 범위에서 최대한 위쪽으로 올립니다.

④ 팔꿈치 돌리기

양손을 어깨에 대고 팔꿈치가 원을 그리도록 천천히 돌립니다.

⑤ 손 뒤로 만나서 잡기

한 손은 허리 뒤로 넘기고 다른 손은 목 뒤로 넘겨서 양손이 등 뒤에서 만나도록 잡습니다.

⑥ 벽 밀기

벽을 바라보고 벽에서 한 발 정도 떨어져서 바로 섭니다. 양손을 벽에 대고 몸 전체를 벽에 가까이 다가가면서 양손으로 벽을 밀어 지지해요.

3 | 암 경험자들의 생활 속 건강 노하우

암 카페 회원들의 이야기에 관련 내용을 찾아보고 도움이 될 만한 내용을 정리했습니다. 암을 먼저 경험한 이들의 개인적인 견해이니 참고하세요.

1 | 공복 유지

일주일에 최소 한두 번은 아침을 안 먹고 간헐적으로 단식을 합니다. 단식을 하는 동안 세포가 재생되기 때문이에요. 세포 내 고장 난 단백질을 연료로 사용해서 에너지를 만드는 과정을 '자가포식'이라고 해요. 재활용 쓰레기와 비슷한 개념이에요. 세포가 기아에 빠졌을 때 자가포식이 활성화되기 때문에 평소 과식을 하면 세포 내 망가진 부분들이 없어지지 않고 방치될 수 있습니다. 자가포식에 의해 오래되거나 파괴된 세포 내 물질들이 제거되고, 새롭게 만들어지면 질병을 예방하고 노화의 진행을 멈출 수 있어요.

2 | 근력 운동

걷기뿐 아니라 스쿼트, 런지 등 근육 운동이 필요해요. 왜냐하면 근육은 단순히 신체를 지탱하는 것에 머물지 않고 면역력 유지와 당을 유지하는 등의 많은 역할을 하기 때문이에요. 일반적으로 암 환자는 기력 저하로 근육이 퇴화하는데 근육이 없으면 음식을 통해 먹는 포도당을 암세포에게 빼앗기게 됩니다. 따라서 운동을 할 때 근력 운동이 동반되어야 해요.

3 | 긍정 주문 외우기

'말하는 대로 이루어진다.'라는 말이 있습니다. 마음을 담아 전달하는 그릇인 말에는 자신의 염원을 구체화해서 실현시키는 자기예언적 능력이 있는데요, 최근의 연구에 의하면 긍정적인 말에는 뇌까지도 변화시키는 힘이 있다고 합니다. 부정적인 말을 들으면 스트레스 호르몬인 코티솔의 분비가 촉진되는 반면에 긍정적인 말은 행복 호르몬인 도파민을 분비하게 만든다고 해요. 따라서 스트레스가 최대의 적인 암 환자들은 부정적인 말을 피하고, 긍정적인 말로 몸도 마음도 행복하게 만들어야 합니다.

나는 좋아진다. 나는 더 건강해진다. 나는 (   )

괄호 안에 그날 자신이 이루고자 하는 메시지를 적으면 그 말이 마법의 주문이 되어 어느새 현실로 이루어질 것입니다.

4 │ 432Hz 음악 듣기

치유의 주파수라고도 불리는 432Hz는 인체의 70%를 차지하는 물을 가장 아름답게 진동시킬 수 있는 주파수라고 해요. 인간은 이 주파수에 맞춰진 음악을 들었을 때 마음이 안정되고 평온함을 느껴요. 432Hz의 음악은 불면증에도 효과가 좋습니다. 사람들은 이 음악을 들었을 때 '완전한, 정확한, 평화로운, 햇살 같은'이라는 형용사를 사용했다고 해요.

5 │ 녹차와 말차

녹차는 암 줄기세포를 죽이는 능력을 포함하여 많은 효능을 갖고 있습니다. 특히 녹차의 카테킨이라는 성분은 지방 분해, 암 예방, 활성 산소 제거, 혈압 저하, 혈당 감소, 동맥 경화 예방, 콜레스테롤 저하, 노화 방지 기능을 하는 항산화물질 폴리페놀의 일종입니다. 고품질의 유기농 양조 녹차와 말린 잎을 파우더 형태로 만들어 타서 마시는 말차가 일반 녹차보다 항암 효과가 좋다고 해요.

6 │ 아피제닌 주스

면역력을 높이는 아피제닌 성분이 가장 많이 함유된 재료들을 믹서기에 넣고 갈아 마시는 주스예요. 아피제닌은 암세포 스스로 죽게 만드는 세포자살을 유도하는 기전으로 암 치료 및 예방을 돕는 것으로 알려져 있습니다.

| [재료] | 양배추 100g, 셀러리 50g, 생 파슬리 25g, 물 200ml(1회 분량) |
| | (쓴맛이 힘든 사람은 취향에 따라 레몬즙이나 꿀을 살짝 넣으면 좋아요.) |

| [만드는 법] | ① 깨끗이 손질하여 적당한 크기로 자른 양배추와 셀러리, 파슬리를 물과 함께 믹서기에 갈아요. |
| | ② 마시기 쉽게 면 거즈나 체로 거르거나 그냥 마셔도 괜찮습니다. |

7 | 히포크라테스 수프 만들기

히포크라테스가 암 환자와 만성질환 환자의 해독제로 개발한 것으로 기적의 수프로 불려요. 주재료는 토마토, 감자, 양파이며 셀러리, 마늘, 대파, 파슬리 등을 더해 오랜 시간 끓입니다.

| [재료] | 토마토(중간크기 3개), 감자(중간크기 2.5개), 양파(중간크기 2개), 셀러리줄기 200g, 마늘 5~6개(한 줌), 대파(2대), 생 파슬리 40g, 물 5컵 |

[만드는 법]	① 모든 채소를 깍둑썰기 해요.
	② 준비된 재료를 모두 스테인리스 냄비에 넣고 센 불로 가열해 끓기 시작하면 최대한 약한 불로 2시간 정도 푹 끓여요.
	③ 식힌 후 블렌더로 곱게 갈아요. 당근, 고구마, 단호박, 브로콜리를 같이 넣어도 됩니다.

4 │ 암 환자 혜택

암 환자를 위한 대표적인 몇 가지 혜택을 소개합니다. 사실 암 진단을 받은 직후에는 경황이 없고 '치료'에 집중하기도 버거워서 암 환자에게 주는 혜택까지 챙기기 쉽지 않아요. 인터넷에 암 환자 혜택을 검색해도 각자의 상황에 따라 지원 여부가 달라 머리 아프고요.

나에게 해당되는 혜택이 뭐가 있는지 하나하나 알아보기보다, 병원의 암정보 교육센터의 사회복지사에게 개별상담을 신청하면 좀더 즉각적이고 상세한 맞춤 설명이 가능합니다. 마음의 여유가 없는 환자보다는 보호자가 방문해서 알아보면 좋겠어요. 암센터에 있는 '사회복지제도' 안내 책자도 여유가 생긴다면 챙겨보세요.

1 │ 산정특례 혜택

4대 중증질환인 암, 심장, 뇌혈관, 희귀난치질환을 진단받은 환자에게 병원을 이용할 때 본인 부담 비율을 경감하여, 과도한 의료비 지출로 인한 경제적인 어려움을 덜어주는 제도예요. 암은 5년 동안 환자 본인의 부담률 5%로, 암과 암으로 인한 인과관계가 명확한 합병증에만 적용해요. 특례기간 5년이 끝난 시점에 아직 암이 있거나 전이된 암이 있거나 추가로 재발된 경우에는 재등록이 가능합니다.

암 이외의 질환이나 암 진료과정 중 비급여 항목 및 입원 식대, 상급병실료에는 적용되지 않아요. 진단 확진일로부터 30일 안에 신청하면 확진일부터 혜택이 적용되고, 30일 이후에 신청하면 신청한 날부터 적용되기 때문에 중증 등록은 바로 하는 것이 좋습니다.

2 │ 연말정산 혜택

암 환자는 '늘 치료를 요하는 중증 환자'로 기수와 상관없이, 산정특례 적용 기간인 5년 동안 세법상 장애인 공제 혜택을 받을 수 있습니다. 기본 공제 150만원 이외에 추가로 종합소득 금액에서 1명당 200만원의 추가 공제를 받을 수 있어요.(상피내암 0기도 해당) 또 소득의 3% 초과

분의 의료비도 한도 없이 소득공제됩니다.

장애인 공제 혜택을 받기 위해서는 병원에서 장애인 증명서를 발급받아 연말정산 때 제출하면 됩니다. 5년 전까지는 소급해서 환급 가능하니 세무서 또는 국세청 126에 연락해서 문의해보세요.

3 | 국민연금 장애연금

산정특례 제도에도 불구하고, 암 환자는 치료 중에 경제활동을 하기 쉽지 않아 금전적인 부담을 느낄 수밖에 없었다. 이럴 때 국민연금의 장애연금을 암 환자가 제공받을 수 있습니다. 장애연금은 가입자나 가입자였던 자가 질병이나 부상으로 신체적 또는 정신적 장애가 남았을 때 이에 따른 소득 감소 부분을 보전함으로써 본인과 가족의 안정된 생활을 보장하기 위한 급여입니다. 장애 정도(1~4급)에 따라 일정한 급여를 지급하며, 초진일 요건과 국민연금보험료 납부 요건 등이 충족되어야 해서 장애연금 수령 가능 여부는 국민연금공단을 통해서 확인해보세요.

4 | 암 환자 의료비 지원

저소득층 암 환자와 소아암 환자의 경제적 부담을 즐이고 국가의 암 검진율과 치료율을 높이기 위하여 의료비를 지원합니다.

암 진단 과정에서 소요된 검사(진단) 관련 의료비, 암 진단일(최종 진단) 이후의 암 치료비, 전이된 암, 재발암 치료비, 의료비 관련 약제비 등을 지원하고, 주민등록지 관할 보건소에 직접 방문해서 신청하면 됩니다.

자세한 내용은 보건복지부 복지로 홈페이지(www.bokjiro.go.kr)를 참고하세요.

암을 진단받자마자 인터넷 서점에서 유방암과 관련된 책을 샀어요. 내용이나 후기를 읽어볼 정신도 없었고, 어떤 책을 살까 고민할 마음의 여유도 없이 그저 제목에 유방암이라는 단어가 있으면 보이는 대로 책을 구매했어요. 그러다 보니 어느새 서재의 책장이 암과 관련된 책으로 가득 찼지요.

그중에는 정말 나에게 도움이 된 책도 있고, 서재에 꽂아만 두고 좀처럼 책장이 넘어가지 못한 책도 있습니다. 그 가운데 실질적으로 도움이 되었던 책을 소개해볼게요.

책은 크게 표준치료 과정을 볼 수 있는 책, 암대사치료에 대해 알 수 있는 책, 환우나 보호자가 써서 마음에 위로를 줄 만한 책, 식단 관리에 도움이 될 만한 책으로 분류했어요. 각자의 사정에 맞게 참고하여 몸과 마음을 치유하는 데 도움이 되었으면 합니다.

1 | 표준치료 관련

《유방암 희망 프로젝트》

대림성모병원 유방센터를 이끄는 김성원 원장님이 표준치료 과정을 소개한 책. 유방암 검사 방법, 치료 방법, 수술 후 관리법 및 운동법 등 유방암에 대한 전반적인 내용을 담았어요. 유방 암에 대한 정보가 방대하므로 처음부터 쭉 읽는 것보다 자신에게 필요한 부분을 발췌하여 읽는 것을 추천합니다. 상지 기능 장애 재활운동법을 사진으로 자세히 소개하고 있으니 참고하길 바랍니다.

《유방암 완치 설명서》

연세대 의대 세브란스병원 유방암센터에서 발간했고, 유방암의 표준치료 과정을 소개합니다. 유방암의 원인, 진단, 치료 방법, 재발 관리 등에 대해 자세히 다루고 있어요. 역시 유방암에 대해 전반적인 정보를 다루므로 자신에게 해당하는 부분을 발췌해서 읽길 권합니다. 이 책은 유방암 수술 후 좋은 운동을 시기별로 나누어 그림으로 제시하고 있어 수술 직후에 많은 도움이 되었어요.

《유방암 환자를 위한 치료 안내서》

서울아산병원 유방암센터에서 발간한 책으로 유방암의 백과사전 같은 느낌. 앞에 소개한 두 책보다 좀 더 어렵고 전문적인 느낌이지만 검사와 수술과 관련된 사진들이 생생하게 실려 있습니다. 수술 전에 읽으면 유방암 수술이 어떻게 진행되는지, 수술 후 유방 변화는 어떤지 미리 짐작하고, 현실을 직면하는 데 도움이 될 수 있어요. 그러나 사진이 너무 사실적이라 수술 전에는 이 책을 사두고 차마 들춰 볼 엄두가 나지 않았고, 수술 후 마음이 안정된 후에야 비로소 읽어보았답니다.

《열방약국 유방암 상담소》

유방암을 진단받은 약사가 자신의 경험을 바탕으로 구체적인 치유방향을 제시합니다. 암을 이겨낸 식이요법, 생활 습관, 보충제에 대한 정보를 담고 있어 표준치료 후의 건강 관리 지침서로 유용해요. 여러 논문을 근거로 내용을 검증하고 최대한 쉽게 설명하려는 저자의 노력이 돋보여요. 약사로서 암 환자가 꼭 복용해야 하는 보충제를 소개하고, 블로그나 카카오채널을 통해 복약 상담도 하고 있어 환자들에게 실질적인 도움을 줄 수 있습니다.

2 | 암대사치료 관련

《암은 병이 아니다》

제목부터 나를 강렬하게 사로잡은 책이에요. '암이 나를 아프게 하는 것이 아니라, 아프기 때문에 암이 생기는 것이다.'라는 저자의 말이 인상적이에요. 저자는 암을 우리의 적이 아니라 친구라고 명명했어요. 암은 다시 살기 위한 치유의 과정이고 생명을 지속시키길 원하는 몸이 만들어낸 하나의 장치라고 해요. 암을 치료하는 데는 암 환자의 감정적·정신적 건강의 회복이 반드시 포함되어야 함을 상기시켜줍니다. 암이 왜 발병했는지 그리고 암을 어떻게 치료해야 하는지 깊이 성찰하게 합니다.

《암을 굶기는 치료법》

기능의학과 대사치료에 대해 눈 뜨게 해준 책이에요. 대사치료 프로토콜의 발견과 프로토콜에 대한 내용을 담고 있습니다. 전문적인 의약품과 의약용어가 다수 등장하여 다소 어렵기는 하지만 암을 굶기는 대사치료 원리와 미승인(오프라벨) 약물들을 소개하고 있어요. 스스로의 치열한 연구와 노력으로 암을 극복한 저자의 이야기가 감동적이에요.

《암의 스위치를 꺼라》

나도 모르게 암의 스위치를 켰다면 이제 암의 스위치를 끌 수도 있음을 알려줍니다. 우리 몸에 암의 스위치가 있다는 발상이 신선한 충격이었어요. 저자는 암을 치료하기 위해서는 암세포를 공격하거나 파괴하는 것이 아니라 암을 생성하는 인체의 환경을 암이 생길 수 없는 환경으로 근본적으로 바꿔야 함을 주장해요. 이 책을 읽으면 암 생존자가 암의 전이와 재발을 막기 위해서 앞으로 어떻게 살아야 할지 느낌이 옵니다.

《이시형 박사 면역이 암을 이긴다》

암 치료에서 면역이 얼마나 중요한지 알려주는 책. 의학은 자연치유력에서 비롯된다는 것을 전제로 인간에게 내재된 자연치유력인 면역에 대해 알려줍니다. 면역계에 가장 큰 타격을 입히는 것은 스트레스이며 결국 건강한 면역력을 형성하려면 무엇보다 건강한 마음을 가져야 함을 편안하게 풀어썼습니다.

3 │ 환우나 보호자가 쓴 책

《유방암, 아내는 아프고 남편은 두렵다》

정형외과 의사인 남편이 유방암 환자 보호자의 입장에서 쓴 책. 남편이 알아야 할 의학적 지식과 돌봄 처방전이 담겨 있어 아내가 처음 유방암을 진단받았을 때 남편들이 읽으면 좋은 책이에요. 30년간 수술을 해온 정형외과 의사도 자신의 아내가 수술을 받을 때는 떨리고 긴장되었다는 장면이 기억에 남네요. 아내가 암을 진단받은 후 불안하고 두려운 감정이 드는 남편들에게 공감과 위로가 될 만한 책이에요.

《아내가 암에 걸렸다》

의사 남편의 유방암 아내 간병기. 아내가 유방암을 진단받고 난 6개월의 기록을 담담하고 서정적으로 그려냈어요. 감성적인 글과 함께 마음에 위로를 주는 예쁜 사진들이 담겨 있어 편하게 읽을 수 있어요. 짧고 간결한 문장이 마치 한 편의 시를 읽는 것 같은 느낌을 줍니다.

《암과 살아도 다르지 않습니다》

무심한 듯 절절하게 써내려간 3기 말 암 환우의 삶 이야기를 다룬 책. 저자는 결혼 이후 별다른 정체성 없이 25년을 살다가 암을 핑계로 시작된 글쓰기로 자신의 정체성을 찾습니다. '나'를 잃어버렸던 한 여성이 암 진단 뒤 비로소 자신이 본질에 다가가는 이야기예요. 글을 쓰며 행복을 찾고, 글을 쓰고 싶어 살고 싶다는 저자의 이야기가 가슴에 와닿아요. 저자 특유의 문학적 표현들이 생생히 살아 있어 한 편의 문학 작품을 읽는 즐거움도 선사합니다.

《회색 하늘도 색색 빛깔 하늘로 바뀔 수 있어》

유방암 환우의 입장에서 정신과 약을 안전하게 먹고 끊는 방법에 대해 다룬 책. 불면증은 유방암 항호르몬치료제의 부작용 중 하나인데 저자는 타과 의사가 처방해 준 수면제를 먹다 단약을 시도하고 엄청난 금단 증상을 경험합니다. 그 부작용으로 항우울제와 항불안제를 먹으며 몸이 망가졌고, 결국 죽음의 공포를 이겨내며 단약에 성공합니다. 불면증을 겪고 있는 분들에게 실제적으로 도움이 될 만한 책이에요.

《낙타의 관절은 두 번 꺾인다》

20대 암 환우의 유쾌 발랄한 여행 에세이. 어린 나이에 암을 진단받고 우울해하고 좌절하면서 세상을 원망하며 살 수도 있었겠지만 그녀는 자신의 삶을 사랑하기에 그런 것들을 거부했어요. 마침내 약 봉지와 가방을 들고 세계여행을 떠나 여행지에서 보고 듣고 느낀 것들을 책에 담았어요. 투병 중에 세계 여행을 떠나는 것은 보통의 용기가 아니면 할 수 없는 일이에요. 용기를 내어 세상 밖으로 나간 그녀의 모습에서 앞으로 인생을 어떻게 살면 좋은지 해답을 찾을 수 있습니다.

《암밍아웃 Vol.1 제주도 편 / 암밍아웃 Vol.2 서울시장 편》

암 환우를 위한 출판사인 아미북스에서 발간한 암밍아웃 시리즈. 암에 관한 책이지만 어둡지도 슬프지도 않아요. 첫 번째 제주도 편은 암을 경험한 저자 네 사람이 제주도의 낮과 밤을 보내고, 숲과 들과 바다와 오름을 오가는 이야기예요. 사진만으로도 힐링이 되고 제주도의 여행 정보도 도움이 됩니다. 두 번째 서울시장 편은 암이 탄생시킨 새로운 단어들을 '시장'을 무대로 담아냈어요. 저자들에게 시장은 엄마이고, 추억이고, 그리움이고, 끼니이고, 에너지예요. 암밍아웃 저자들의 이야기를 통해 밝은 기운과 희망, 용기를 얻을 수 있어요.

《웰컴 투 항암월드》

저자는 갓 서른을 넘긴 나이에 생존율 10%의 백혈병 말기 판정을 받고 죽음의 문턱을 마주합니다. 그리고 생사를 넘나드는 순간을 바탕으로 작성한 항암 투병 기록을 실화 소설이라는 문학으로 재구성하였어요. 살아남은 게 기적에 가까운 저자의 이야기를 통해 우리가 끝까지 '희망'을 놓지 말아야 하는 이유를 돌아보게 됩니다. 현재 항암 투병 중인 환자들에게 실증적 자료로도 많은 도움이 되리라 생각합니다.

《나, 밥 안 할래!》

33년간 국어교사로 근무하다 두 번째 암을 진단받고 나답게 살기 위해 61세에 독립을 선언한 중년 여성의 이야기. 교사로, 아내로, 엄마로 나보다는 가족과 주변 사람들을 위해 수십 년을 살아온 저자는 암을 진단받고서야, 오롯한 '나'로 살기 위해 독립을 선언했어요. 지금은 여행을 하며 좋아하는 그림을 그리고 글을 쓰며 자유롭게 살고 있습니다. 지금 이 순간을 마음껏 즐기는 저자의 유쾌한 이야기를 통해 긍정의 기운을 가득 받을 수 있는 책이에요.

《살아 있다는 달콤한 말》

림프종 4기에 걸린 암 생존자의 투병 에세이. 우울증을 겪고 마라톤으로 이겨낸 저자에게 다시 혈액암이라는 큰 병이 찾아옵니다. 저자는 우울증과 암이라는 이중의 불행을 겪으면서 익숙했던 세상과 일상의 가치를 새롭게 만나요. 죽음을 마주한 자의 희망 사색이라는 부제에 걸맞게 죽음 앞에서 어떻게 감사하며 살아야 하는지 삶의 소중함을 일깨우는 책이에요.

《유방암, 굿바이》

유방암 환자가 된 의사와 종양내과 전문의가 함께 유방암 치료과정을 담아낸 책. 같은 대학, 같은 병원의 선후배 사이인 두 의사의 시점이 교차되어 읽는 재미가 더해집니다. 진단부터 치료과정에 대해 유방암 환자가 꼭 알아야 할 내용들이 잘 정리되어 있어요. 유방암 환자의 마음뿐 아니라 환자를 치료하는 의사의 마음까지 동시에 볼 수 있다는 점이 이 책이 가진 매력이에요.

4 | 식단 관련

《가슴을 지키는 식단의 정석》

유방암 예방과 관리에 좋은 레시피뿐 아니라 유방암의 원인과 증상, 유방암의 구체적인 타입과 치료 방법, 환자의 마음 치유 등에 대해서도 다루고 있어 가벼운 마음으로 읽기 좋아요. 특히 책 중간중간 의사 선생님의 동영상 강의와 연결되는 QR코드가 인상적이에요. 다채롭고 선명한 음식 사진들이 시각을 자극하여 읽는 즐거움을 선사하는 책입니다.

《암중모색 암을 이긴 사람들의 비밀》

KBS에서 방영된 〈생로병사의 비밀〉 10년의 기록을 엮은 책. 식이요법으로 암을 이긴 사람들, 운동으로 암을 이긴 사람들, 병원 치료로 암을 이긴 사람들, 긍정의 힘으로 암을 이긴 사람들의 사례를 나누어 소개하고 있습니다. 이 중 식이요법으로 암을 이긴 사람들 부분이 특히 식단 관리에 도움이 되었어요. 다양한 그림과 사진이 많아 읽기에 부담스럽지 않고, 여러 방면의 의사 선생님의 조언이 많습니다.

《인생을 바꾼 식사의 기적》

암 환자를 위한 식단 책은 아니지만 순환 장애, 대사 장애를 가진 사람들을 위한 식이코칭책. 저자는 젊은 시절부터 지나친 절식과 다이어트로 비만, 호르몬장애, 건선, 다낭성, 부종, 면역력 약화, 난임 등 여러 질환을 앓았어요. 결국 내 몸의 순환력과 면역력, 대사기능을 올리기 위해서는 가혹한 식단이나 고강도 운동이 아닌 식습관과 생활 습관 개선이 먼저임을 깨닫고 식이지도사로 직업도 바꾸었어요. 암도 대사질환인 것을 생각하면 이 책에 나와 있는 정보가 도움이 될 수 있어요.

2020	08. 20.	건강검진에서 유방에 혹 발견
	26.	A유방외과 첫 진료, 맘모톰 권유받음
	28.	A유방외과, 맘모톰 시술

	09. 04.	A유방외과, 맘모톰 시술 후 예후 확인(섬유선종 판정)
	14.	A유방외과, 멍울이 잡혀 초음파 검사 실시
		(당시 혈종으로 추정하였으나 훗날 암으로 밝혀짐)

| | 12. 19. | B유방외과 진료, 조직검사 없이 추적 관찰 권유 |

| 2021 | 03. 20. | B유방외과 진료, 총조직검사 권유 |

	04. 17.	B유방외과, 총조직검사 실시
	22.	B유방외과, 유방암 진단
	23.	대학병원 유방외과 첫 번째 진료: 첫 면담 및 정밀검사
	27.	대학병원 정밀검사 및 산부인과 첫 번째 진료
	30.	대학병원 유방외과 두 번째 진료: 정밀검사 결과 들음, 수술 날짜 잡음

	05. 09.	대학병원 입원
	10.	수술(맘마프린트 검사 의뢰)
	11.	대학병원 퇴원
	18.	대학병원 유방외과 세 번째 진료: 수술 후 9일째 되는 날 배액관 제거
	21.	대학병원 유방외과 네 번째 진료: 수술 후 조직검사 결과 들음, 재수술 통보받음
	24.	재수술(당일 입퇴원)

06. 01.		대학병원 유방외과 다섯 번째 진료: 수술 후 결과 및 맘마 프린트 검사 결과 들음(항암 패스), 졸라덱스 1회차 맞기 시작(3개월마다), 타목시펜 복용 시작
	14.	대학병원 산부인과 두 번째 진료 및 복약 상담, 방사선과 첫 번째 진료
	17.	대학병원 방사선과 모의설계 및 CT촬영

06. 24. ~ 07. 22.		3주 동안 매일 방사선치료 (주말 제외)

07. 07.	대학병원 방사선과 두 번째 진료: 방사선치료 중 형식적인 면담

08. 23.	대학병원 방사선과 세 번째 진료: 피부 상태 확인

09. 03.	대학병원 유방외과 여섯 번째 진료: 방사선치료 후 주치의 첫 면담, NGS검사 결과 들음. 졸라덱스 2회차

11. 16.		첫 정기검진(수술 후 6개월마다 정기검진)
	26.	대학병원 유방외과 일곱 번째 진료: 정기검진 결과 들음. 졸라덱스 3회차

12. 20.	대학병원 산부인과 세 번째 진료(6개월마다 정기검진)

2022

02. 25.	대학병원 유방외과 여덟 번째 진료: 주치의 면담 및 졸라 덱스 4회차. 대학병원 방사선과 네 번째 진료: 방사선 치료 후 부작용 있는지 확인하기 위해 점검 차원으로 간단한 면담(치료 종료 7개월 뒤)

03. 08.	대학병원 재활의학과 진료: 액와막 증후군 확인

당신의 오늘을
건강하게
바꿉니다!

인생을 바꾼
식사의 기적

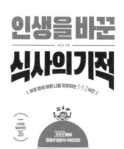

3천명이 먼저 검증!
식사를 바꾸고 작은 기적이 시작되었습니다!

라미의 믿고 먹는
다이어트 레시피

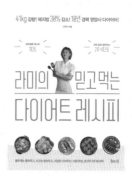

저염 저당은 기본!
10년 경력 영양사의
15분 완성, 초간단 4컷 레시피